生物技术科普绘本
中医药学卷

"人民英雄" **张伯礼**院士
写给小朋友的中医药学绘本

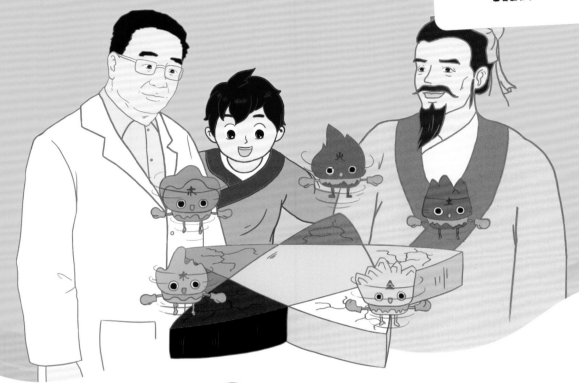

走进中医世界

新叶的神奇之旅Ⅰ

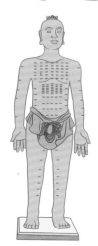

中国生物技术发展中心 **编著**

科学顾问 张伯礼

科学普及出版社

·北 京·

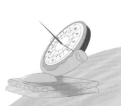

图书在版编目（CIP）数据

走进中医世界：新叶的神奇之旅：全 5 册 / 中国生物技术
发展中心编著 . ﹣﹣北京：科学普及出版社，2021.10
ISBN 978-7-110-10306-7

Ⅰ.①走… Ⅱ.①中… Ⅲ.①中医学—少儿读物
Ⅳ.① R2-49

中国版本图书馆 CIP 数据核字（2021）第 194291 号

总　策　划	秦德继
策划编辑	符晓静　王晓平
责任编辑	王晓平　白　珺
封面设计	沈　琳
封套设计	沈　琳
正文设计	中科星河　中文天地
责任校对	吕传新　张晓莉
责任印制	徐　飞

出　　版	科学普及出版社
发　　行	中国科学技术出版社有限公司发行部
地　　址	北京市海淀区中关村南大街 16 号
邮　　编	100081
发行电话	010-62173865
传　　真	010-62173081
网　　址	http://www.cspbooks.com.cn

开　　本	787mm×1092mm　1/16
字　　数	200 千字
印　　张	21
插　　页	1
版　　次	2021 年 10 月第 1 版
印　　次	2021 年 10 月第 1 次印刷
印　　刷	北京博海升彩色印刷有限公司
书　　号	ISBN 978-7-110-10306-7 / R·893
定　　价	148.00 元（全 5 册）

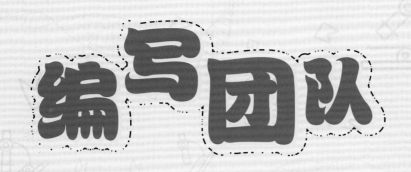

参编单位

中国生物技术发展中心	中国中医科学院	北京中医药大学
天津中医药大学	成都中医药大学	福建中医药大学
南京中医药大学		

编写人员（按姓氏笔画排序）

王 辉	王可仪	王黎琦	方子寒	史文川	生晓迪
冯超男	刘春香	刘铜华	李 陟	李 耿	李冬雪
李苏宁	李治非	杨 阳	杨 喆	杨丰文	杨洪军
杨朝阳	沈建忠	宋新波	宋歌亮	张 冬	张 鑫
张大璐	张俊华	张新民	陈 林	陈 哲	陈 琪
陈正一	陈立典	武瑞君	范 玲	林明欣	欧 益
国锦琳	季昭臣	金鑫瑶	庞稳泰	郑文科	郑玉果
赵 燕	赵添羽	荆志伟	胡海殷	姚 颖	敖 慧
敖 翼	袁亚男	徐 征	郭 升	唐旭东	曹璐佳
渠天欣	扈新刚	隋博元	彭 成	葛 瑶	董 华
程海波	程翔林	强晓钰	雷黄伟	翟静波	濮 润

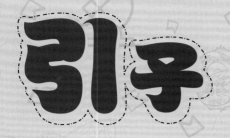

引子

　　有一天下雨，新叶忘了带雨伞，淋雨回家后开始发热、头痛、全身酸痛、怕冷。爸妈带新叶去了附近的中医院，医生张爷爷给他开了一些草药。回家后，爸妈先把草药用清水泡了一会儿，然后用专用的中药容器煮了一下。新叶喝了一口，有点儿辣辣的感觉，喝完后一会儿，全身就开始出汗，竟然不发热了，头痛和全身酸痛的情况也缓解了许多。新叶非常纳闷：这些叶子、小草也能治病？不一会儿，新叶就睡着了。睡梦中，张爷爷带着新叶坐上了时光机器，回到了古代……

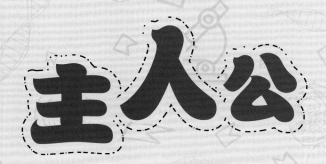

主人公

张爷爷

　　张爷爷的名字叫张佰礼，是一位德高望重的中医学专家。他和他的团队在中医学、中西医结合、中药学等领域均有深入研究，为发展中医药事业、守护人民健康不懈努力。他医术高明、和蔼可亲，非常喜欢小朋友，经常为新叶解答疑问，带领大家穿越时空去探索奇妙的中医世界。

新叶

　　新叶是一名勤学好问的儿童科学爱好者。他对生命科学和生物技术充满了好奇，经常跟随各领域顶尖科学家一同踏上探索科学世界的神奇旅行。曾经，他跟着元英进教授一同寻找合成生物学的魔幻手环，和王福生院士为了保卫人体王国并肩作战，跟杨晓明教授一同探秘人用疫苗的研发过程。在学习知识的同时，他结识了很多新朋友，也拥有了一些特异功能。这一次，他将要乘坐时光机器，在张佰礼爷爷和屠呦呦奶奶的带领下，穿越时空走进奇妙的中医世界。

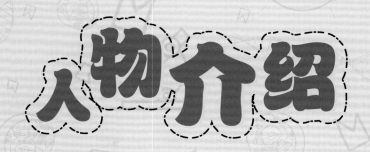

人物介绍

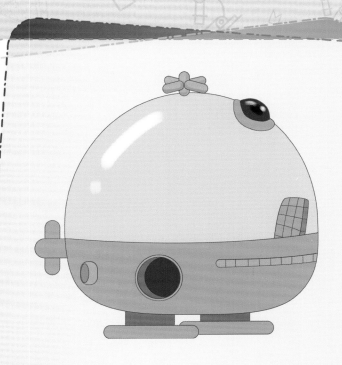

时光机器

能穿越时间和空间，可以带领新叶一行任意穿梭于各个时期和世界各地。

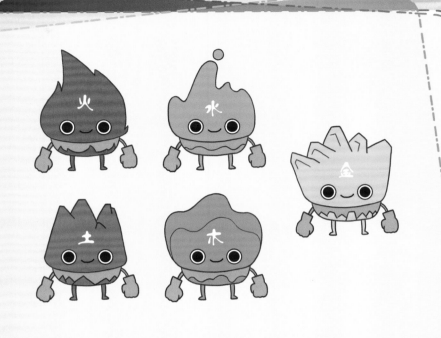

五行小精灵

简　介：兄弟五人都是大自然的孩子，分别叫金娃、木娃、水娃、火娃、土娃。它们各个身怀绝技，是医生治病救人的好帮手。

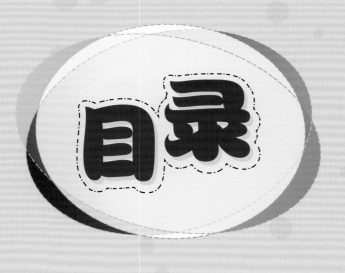

目录

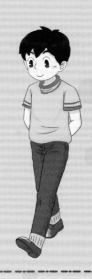

中医的历史渊源

文/刘铜华　扈新刚　赵　燕

图/赵义文　中科星河

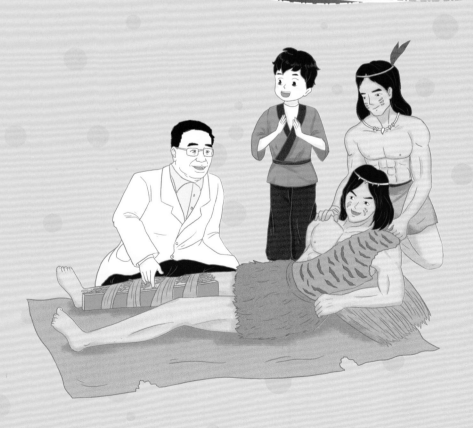

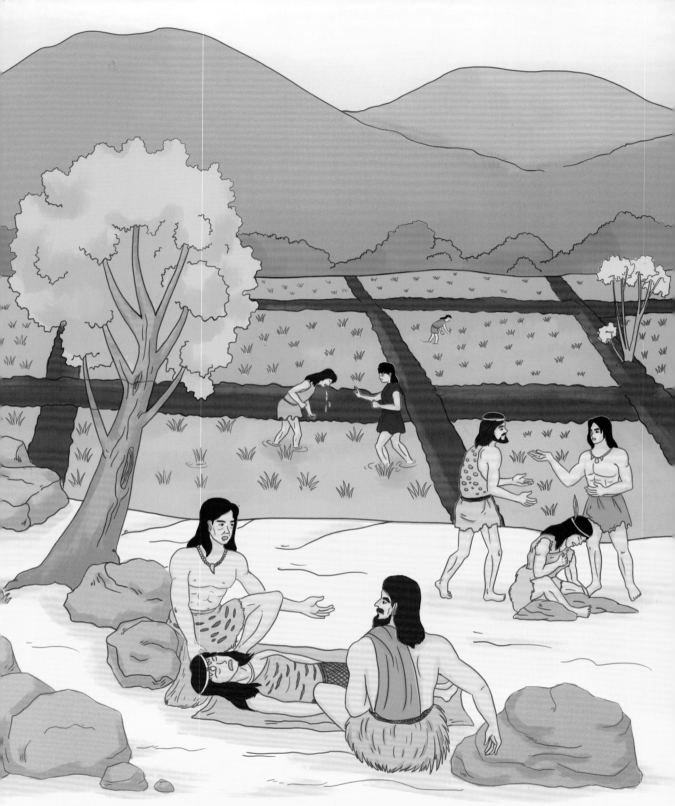

一天，新叶和张爷爷乘坐时光机器来到了远古部落，看到这里的人们正在经受各种病痛的折磨。

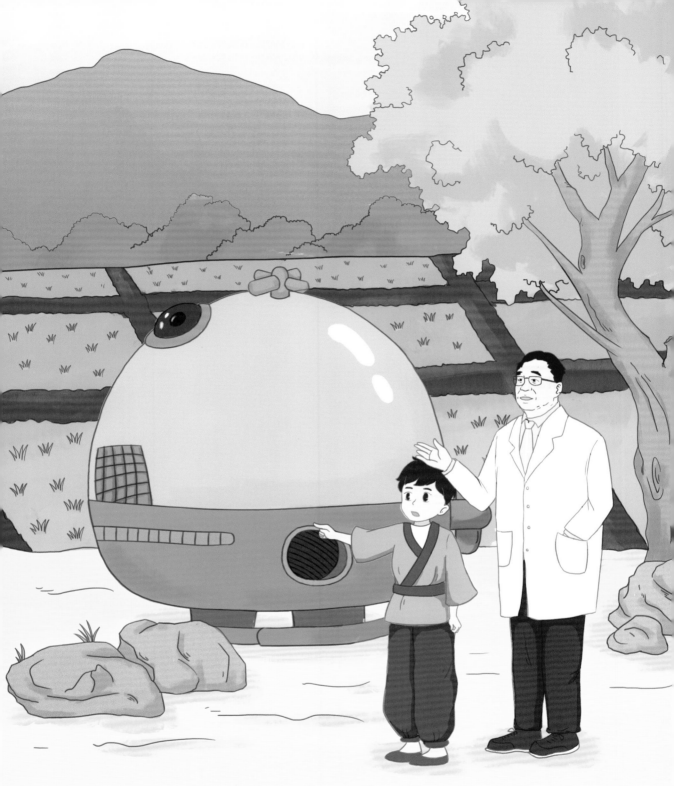

新　叶：张爷爷，这些人都怎么了？

张爷爷：这些人生病了。在古代，医疗条件差，人们容易感染各种疾病，
　　　　也经常得不到及时有效的治疗。

正当大家手足无措的时候，一位年轻的首领站了出来。

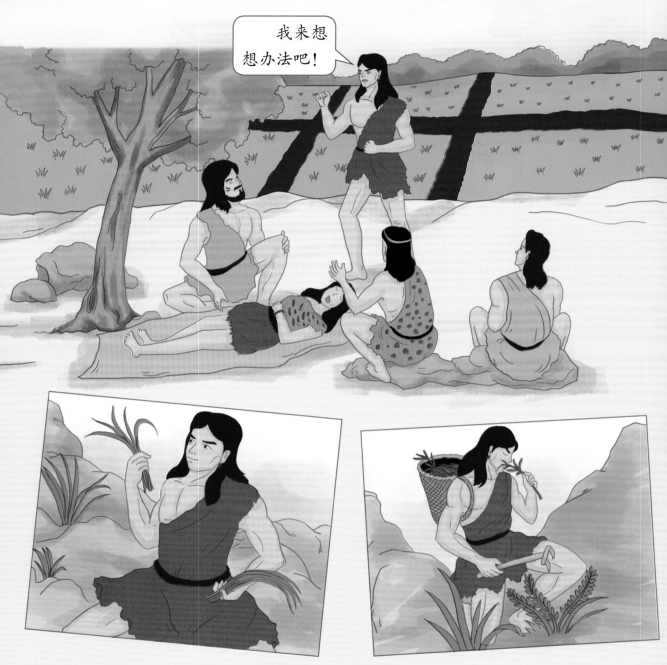

新　叶：这个人是谁啊，看起来好厉害啊！

张爷爷：这个人是神农氏，是炎帝部落的首领。他通过亲自品尝百草的办
　　　　法为大家寻找治病的药物，逐渐知道了百草的药性，为一些疾病
　　　　的治疗找到了好办法。

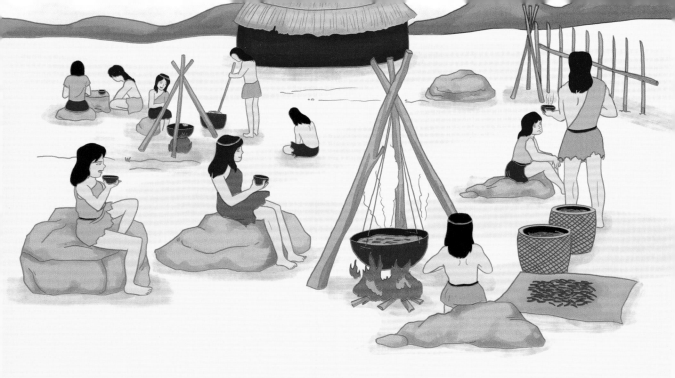

又过了几天，张爷爷带着新叶到野外散步，发现神农氏昏倒在地上。

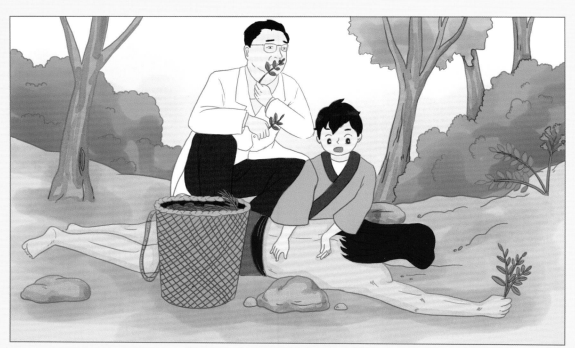

新　叶：神农氏是中毒了吗?

张爷爷：是的，他有时也会尝到毒草。据说，最多一天碰到了 72 种毒草，
　　　　每次都有办法化解。可是这次他误服了断肠草，没有办法解毒了。
　　　　为了纪念他，人们尊称他为"药王神"。

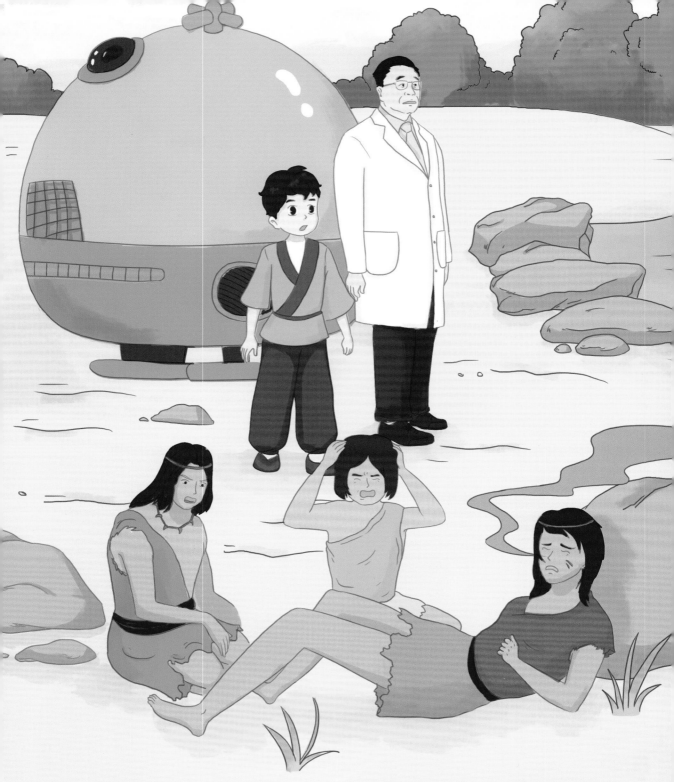

新叶和张爷爷继续他们的时光之旅。这一天，他们乘坐时光机器来到一片雾气蒙蒙的湖边，看到一些村民在呕吐，还有些人晕了过去，大家都不知道该怎么办。

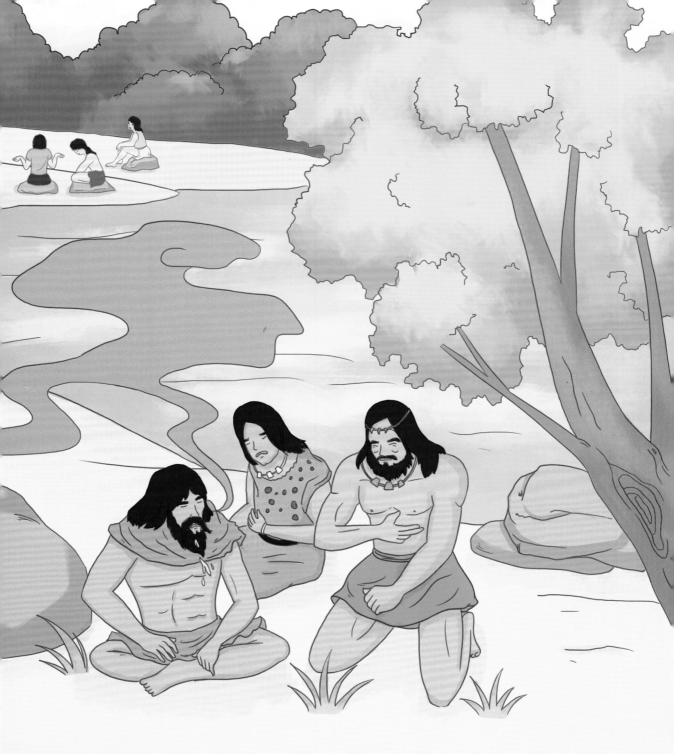

新　叶：村民们为什么会呕吐和晕倒啊？

张爷爷：这是瘴（zhàng）气所致。瘴气是热带或亚热带山林中的有害气
　　　　体。如果人们误吸瘴气，常常会出现恶心、头晕、腹泻等症状。
　　　　我们利用砭（biān）石可以帮助他们，跟我来！

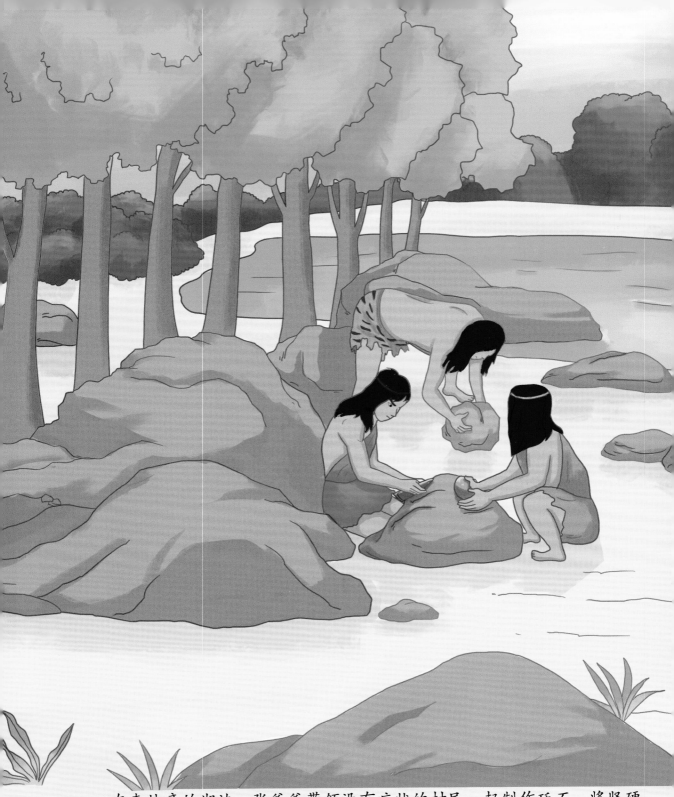

　　在森林旁的湖边，张爷爷带领没有症状的村民一起制作砭石：将坚硬的石头摔碎，然后打磨成砭石。张爷爷成功获得了两块砭石：一块是扁的，另一块是尖的。

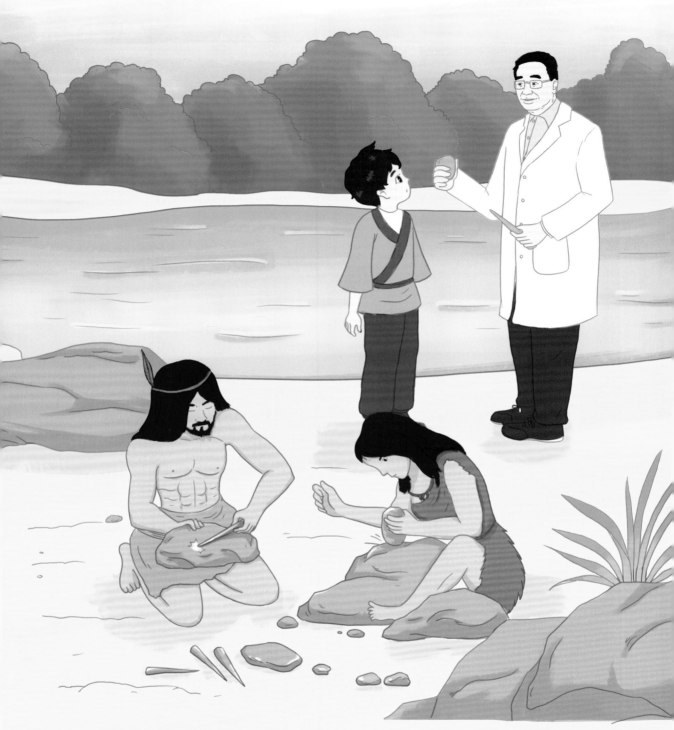

新　叶：这两块石头真的有用吗?

张爷爷：是的，非常有用。这是砭石，是针灸（jiǔ）技术的雏形，是古人
　　　　利用较为坚硬的石头打磨而成的。

新　叶：那太好了，我们赶快去帮助那些中毒的村民吧!

张爷爷和新叶拿着砭石为中毒的村民治疗。张爷爷用扁的砭石在中毒村民的后背上刮擦，村民的后背变得青紫起来。

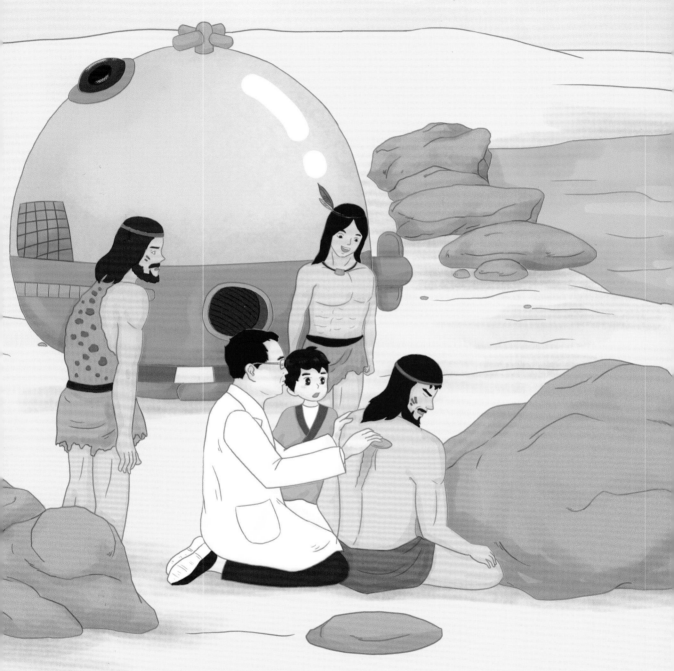

新　叶：他的背怎么变色了？

张爷爷：因为砭石在皮肤上不断地摩擦，导致皮肤局部的毛细血管破损，
　　　　所以出现青紫色，在中医上称为"出痧"。

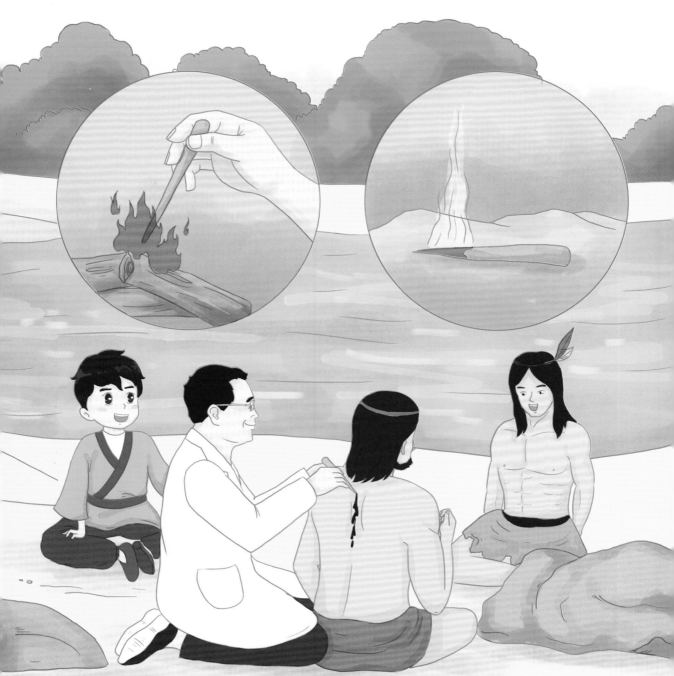

　　张爷爷把尖的砭石在火上烤了一下，等砭石凉了以后，在几个穴位上刺了几下，流出了一些黑红色的血液。中毒的村民逐渐苏醒过来，恶心、呕吐的情况也逐渐缓解了。

新　叶：这个石头好神奇呀！

张爷爷：我们用火烤一下是为了给砭石消毒，然后再用它放血、刺激经穴来治疗外伤。不仅如此，我们还可以用这种方法来做一些简单的外科手术呢！

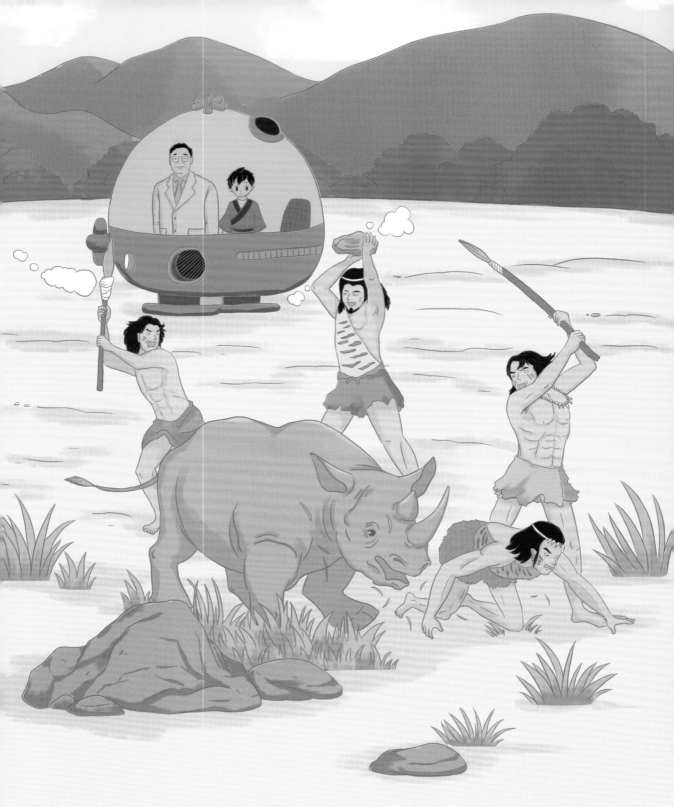

　　新叶和张爷爷乘坐时光机器来到第三个部落，正赶上大家在围捕一头犀牛。结果有人在捕猎的过程中腿部受伤了，肿胀得很厉害。

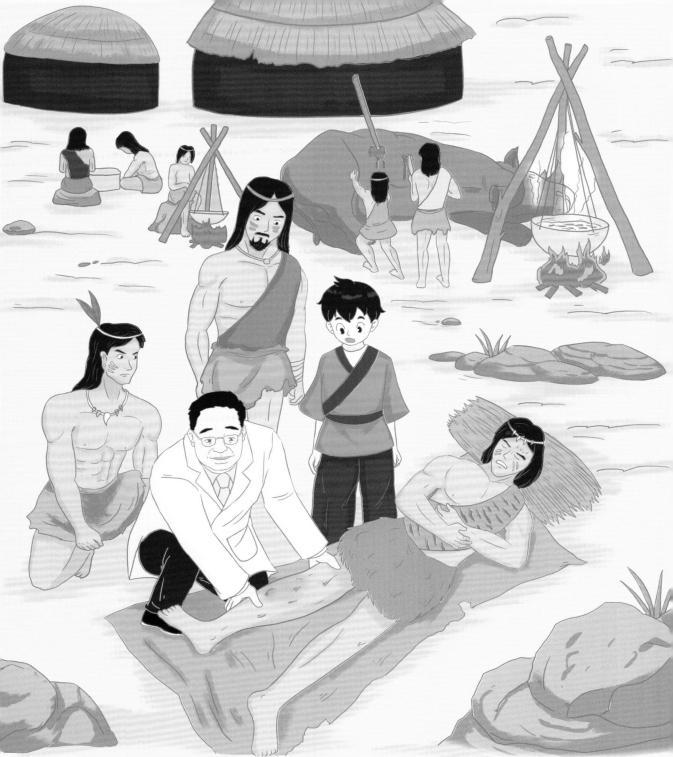

张爷爷急忙上前检查受伤的情况。

新　叶：张爷爷，他的伤势严重吗？

张爷爷：别着急，新叶！他的腿部发生了骨折。我们可以利用接骨的方法
　　　　帮助他，但是我需要大家的帮助。

张爷爷安排大家帮忙抱住年轻人，固定住他，开始为他治疗。

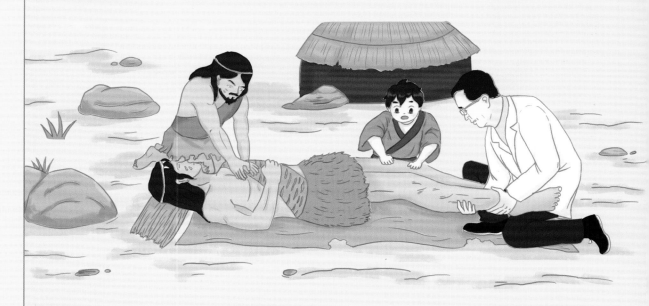

新　　叶：张爷爷，你这是在做什么呢？

张爷爷：我利用拔伸的办法帮他进行了复位，然后再用竹板固定，这样骨头就可以正常生长了。

　　　　张爷爷找来两块竹板，开始用竹板固定受伤部位，新叶也自告奋勇地帮忙扶着竹板。

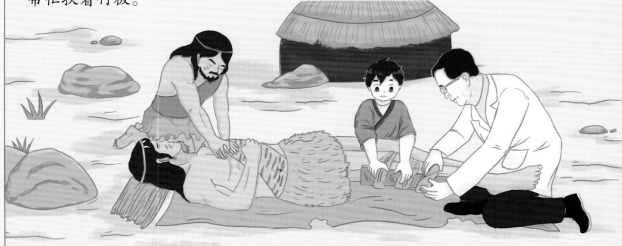

张爷爷：这样，我们就把受伤的部位固定住了。这样既可以避免受伤的部位移动、损伤周围的组织，又可以帮助骨头愈合。这就是中医骨伤技术的萌芽啊！

张爷爷从周边的草地里找来了一种草药，在石头上捣碎了，敷在伤者肿胀的腿上。年轻人感觉舒服多了。

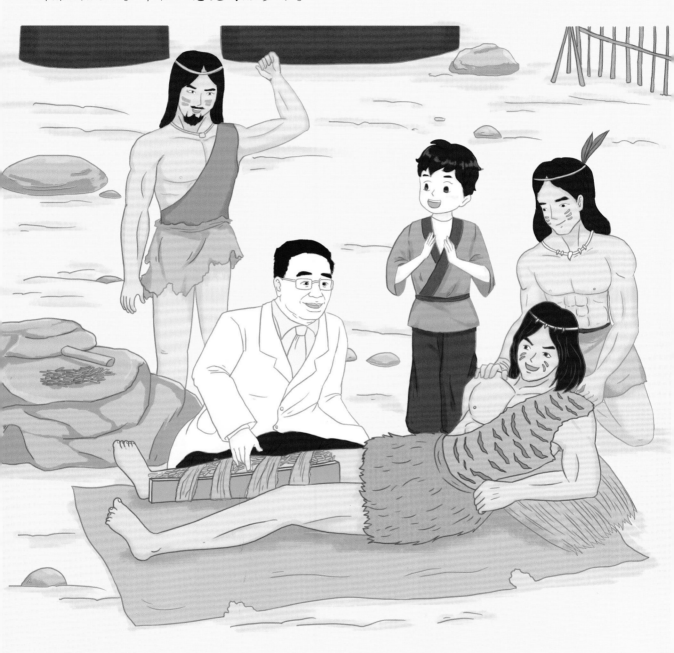

新　叶：这些草药好神奇呀！
张爷爷：这种草药是刘寄奴，是大自然的馈赠。在古代，如果有人受伤了，他们就会收集这种小草，捣烂了敷在伤处。这样不但能够消肿，还能止痛。

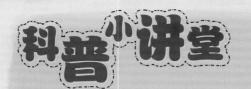

科普小讲堂

中医是我们的祖先在长期同自然灾害、猛兽、疾病作斗争的过程中，逐步形成并发展起来的。在中国历史上，曾有"神农氏尝百草""伏羲氏制九针""燧人氏取火"等有关医药起源的古老传说。春秋战国时期，中医就已采用砭石、针刺、汤药、艾灸等方法来治疗疾病，奠定了中医学的发展基础。

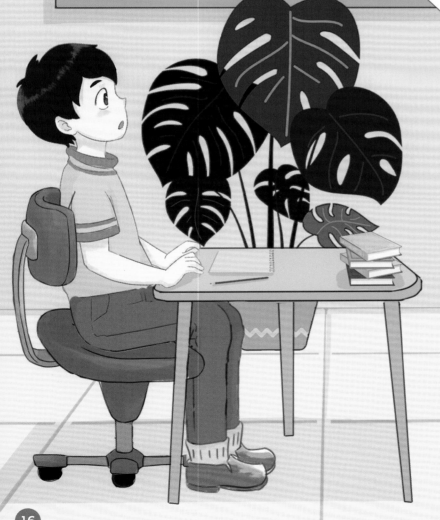

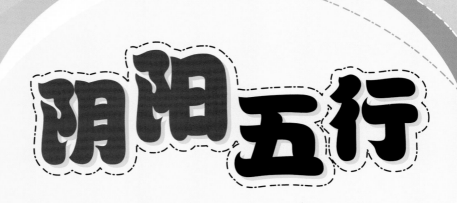

阴阳五行

文/刘铜华　扈新刚　赵　燕

图/赵义文　中科星河

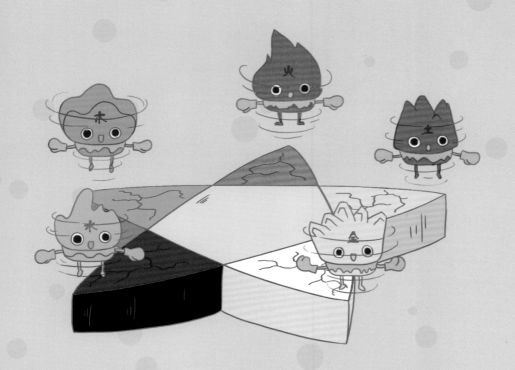

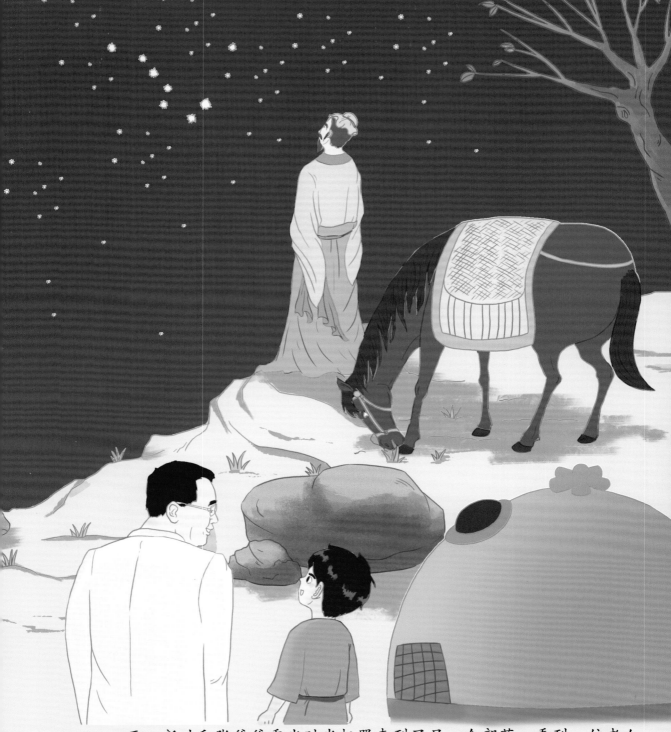

　　一天，新叶和张爷爷乘坐时光机器来到了另一个部落，看到一位老人在观天象。

新　叶：这位老人是谁啊？

张爷爷：他叫岐伯，据说是古代岐地的一位著名医学家，懂得通过测量日影、夜观星象来了解自然界的事物和现象。

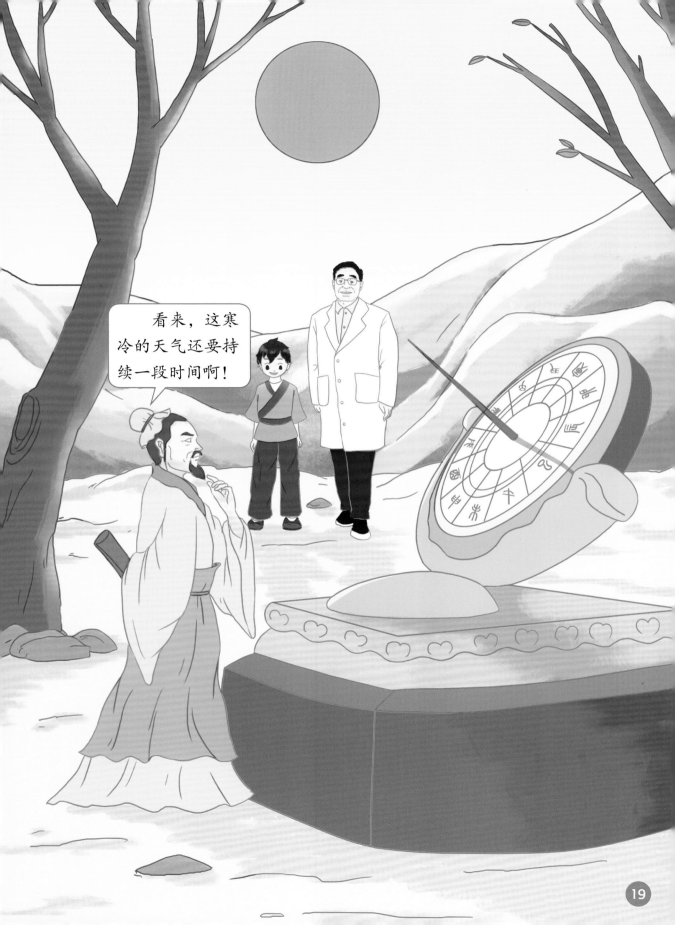

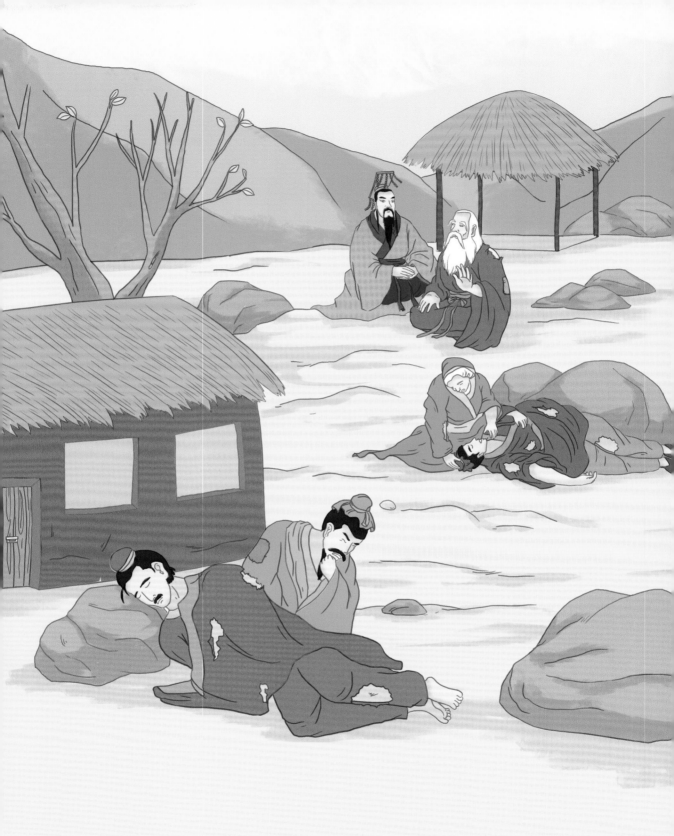

这一年因为天气特别冷，部落里很多人都生病了。

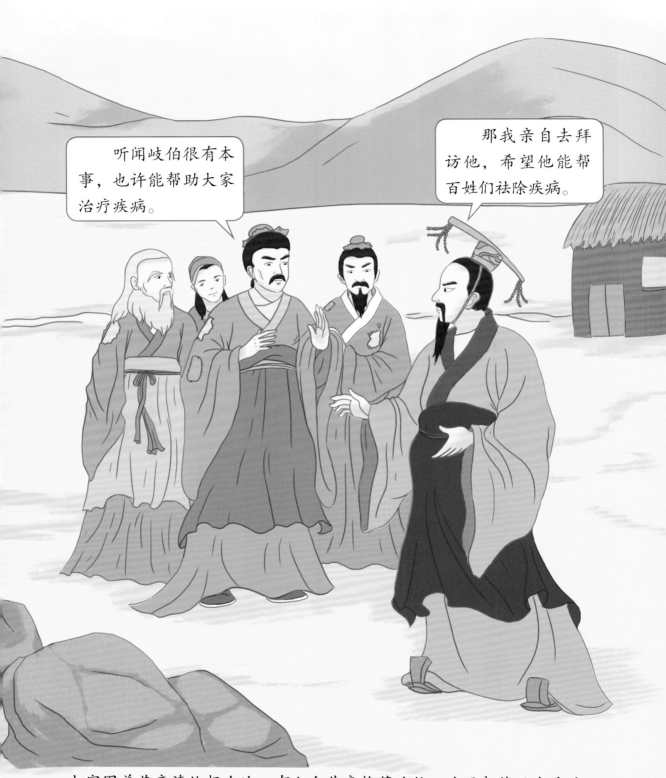

大家围着黄帝请他想办法，有人向黄帝推荐岐伯。为了部落里生病的百姓，黄帝决定亲自去拜访岐伯，诚挚邀请他出山，帮助人们祛除疾病。

黄帝来到了岐伯的住处，向岐伯表明来意。

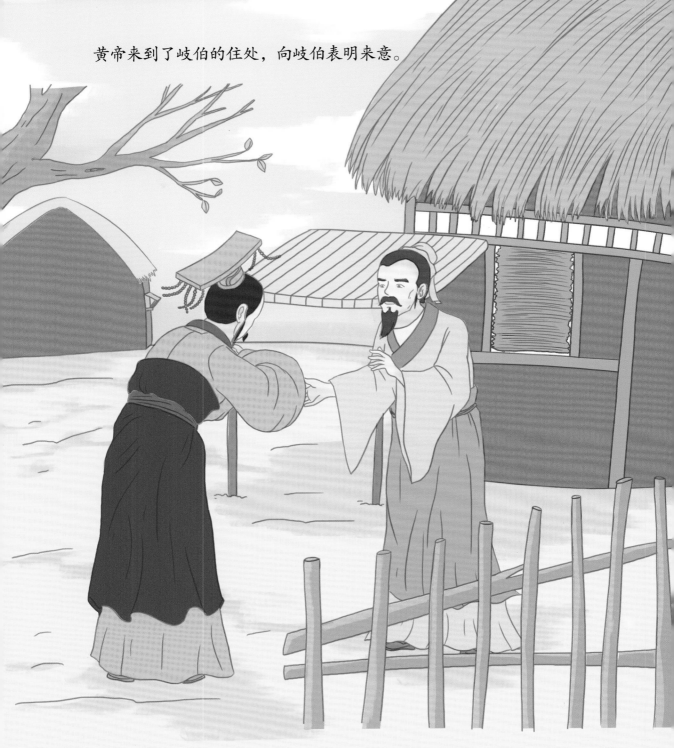

黄　帝：请问您是岐伯吗？我是部落首领黄帝。我们部落里最近有很多人
　　　　都得病了，恳请先生帮忙啊！

岐　伯：您好，黄帝！您亲自来见我，我深感荣幸！这寒冷的天气还将持
　　　　续，为了不让部落里的族民继续受疾病困扰，我愿意随您同行。

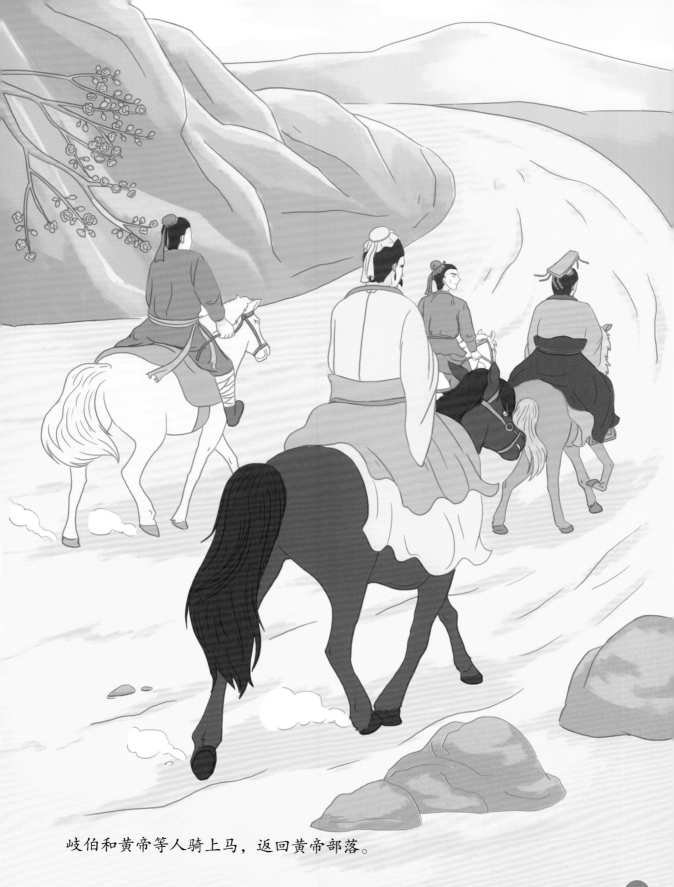

岐伯和黄帝等人骑上马，返回黄帝部落。

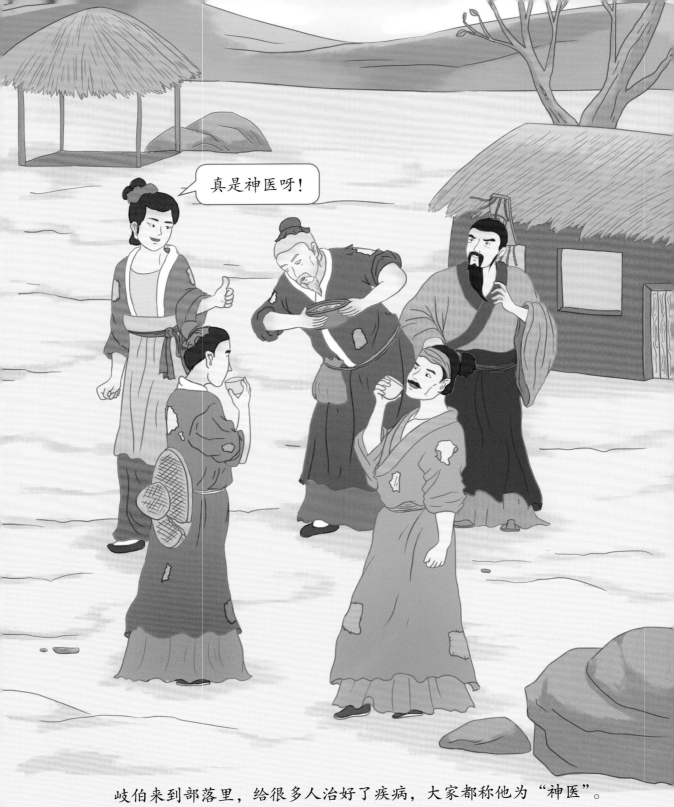

岐伯来到部落里，给很多人治好了疾病，大家都称他为"神医"。

新　叶：岐伯的医术真是高明呀！

张爷爷：是呀！他被黄帝部落尊为"天师"。

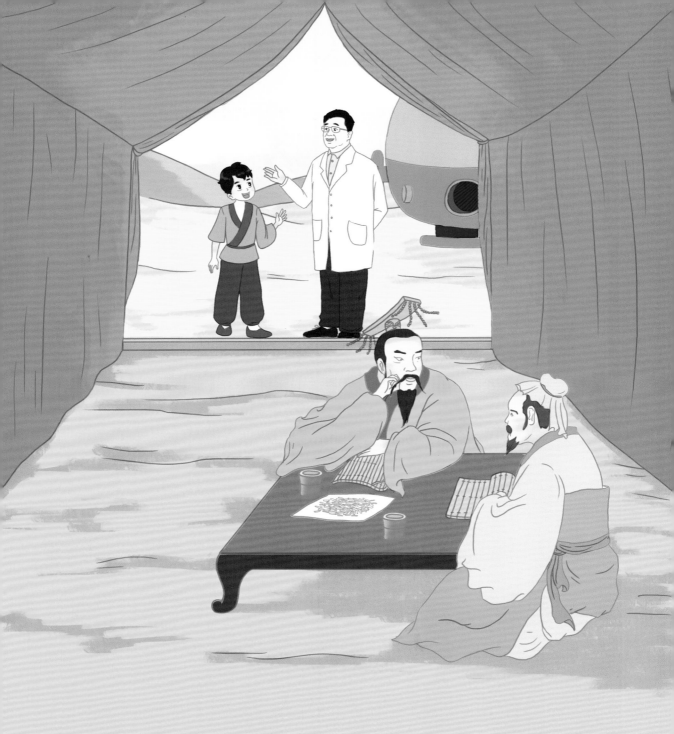

张爷爷：新叶，你看！从那以后，黄帝经常向岐伯请教医学知识。后来，
有人把他们两人之间以及和其他人的对话记载下来，写成了一本
书，就是奠定后世中医学理论基础的《黄帝内经》，所以在中国古
代，医学又有"岐黄之术"的说法。

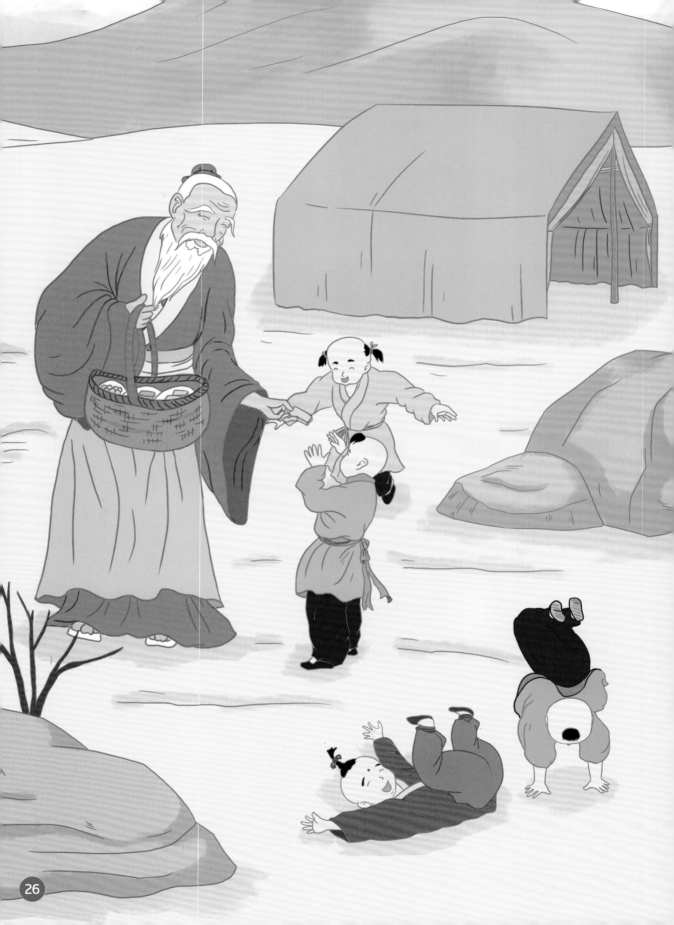

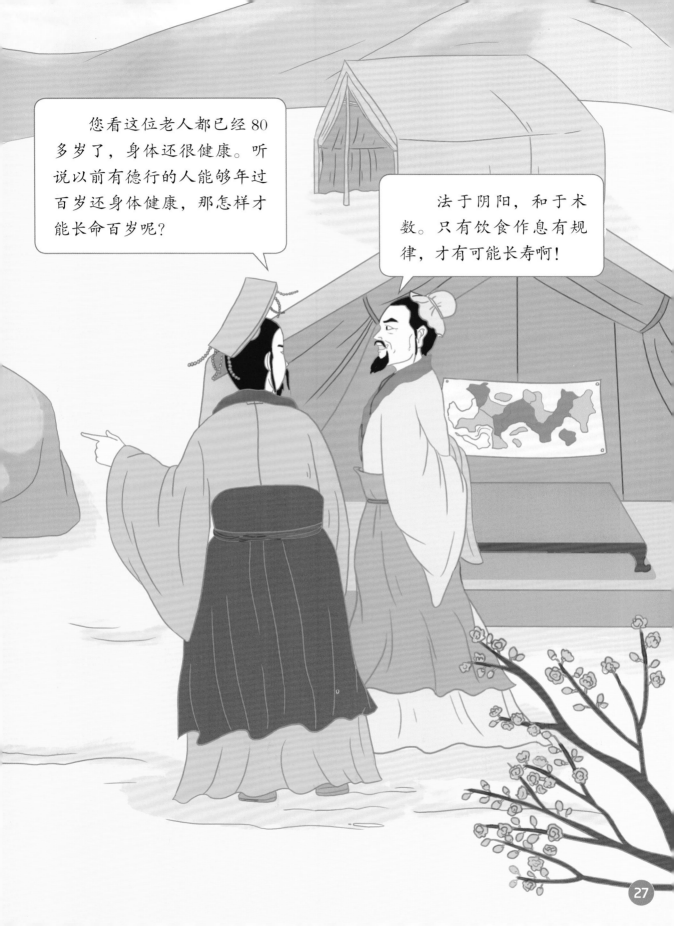

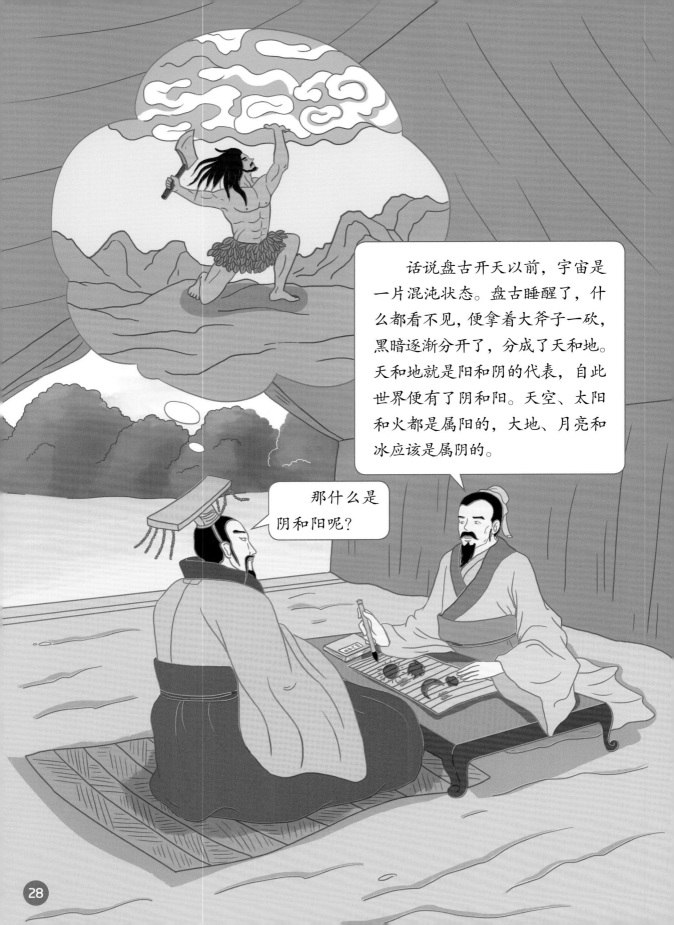

话说盘古开天以前，宇宙是一片混沌状态。盘古睡醒了，什么都看不见，便拿着大斧子一砍，黑暗逐渐分开了，分成了天和地。天和地就是阳和阴的代表，自此世界便有了阴和阳。天空、太阳和火都是属阳的，大地、月亮和冰应该是属阴的。

那什么是阴和阳呢？

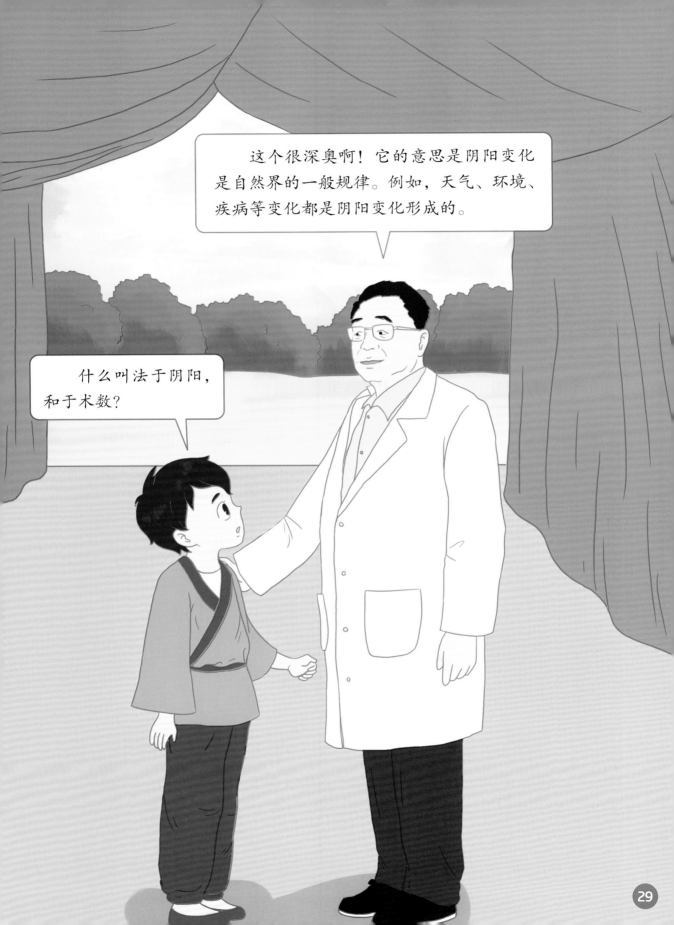

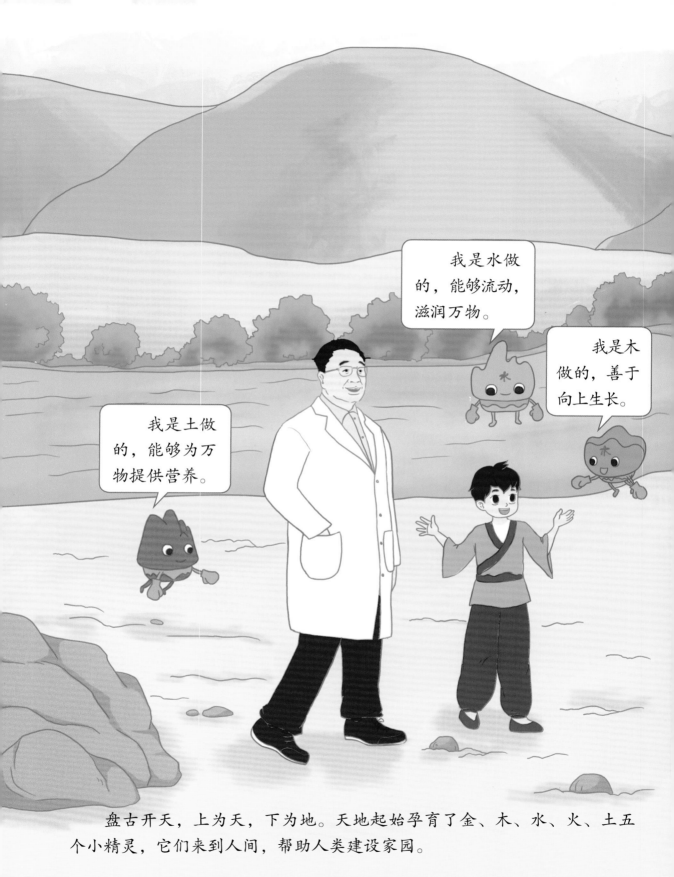

　　盘古开天，上为天，下为地。天地起始孕育了金、木、水、火、土五个小精灵，它们来到人间，帮助人类建设家园。

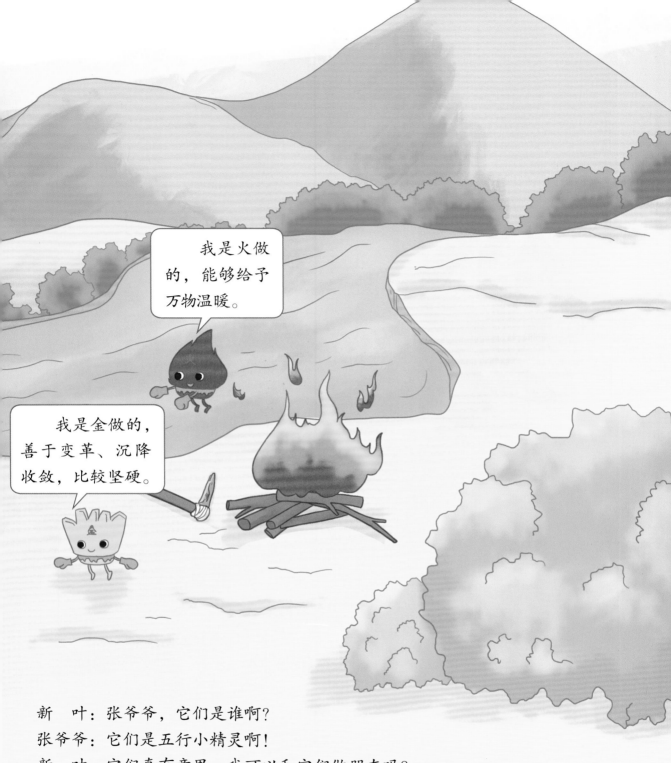

新　叶：张爷爷，它们是谁啊？

张爷爷：它们是五行小精灵啊！

新　叶：它们真有意思，我可以和它们做朋友吗？

张爷爷：当然可以呀！它们不但可以和你做朋友，还可以帮你治病呢！

新　叶：它们能治病？

张爷爷：岐伯就特别擅长召唤五行小精灵来帮他治病。走，咱们去看看吧！

新叶和张爷爷来到了岐伯的帐篷里，看到五行小精灵依次站在五角星上，开心地旋转。

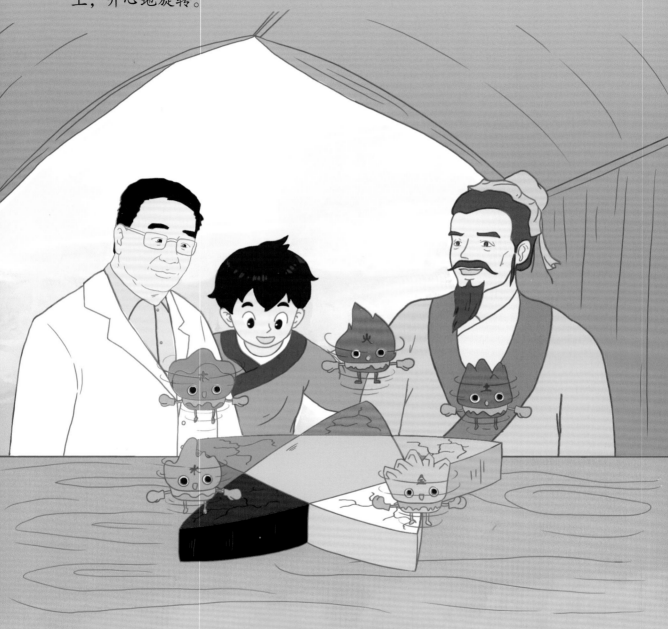

新　叶：五行小精灵在做游戏吗？

张爷爷：这五行小精灵都需要平稳地运转着。它们在互相帮助，让大家都能开心地玩耍。我们人体中的五行也是如此，构成五行的各个元素都需要按照自己的轨道平稳地运行。五行可以相互资生，相互促进，一起维持自身的平衡与平稳运行。这样人体才能健康啊！

火娃太顽皮了，从五角星上的顶点跑到外面去了。结果被隔着一个精灵的水娃伸出一只长长的胳膊拉住了。

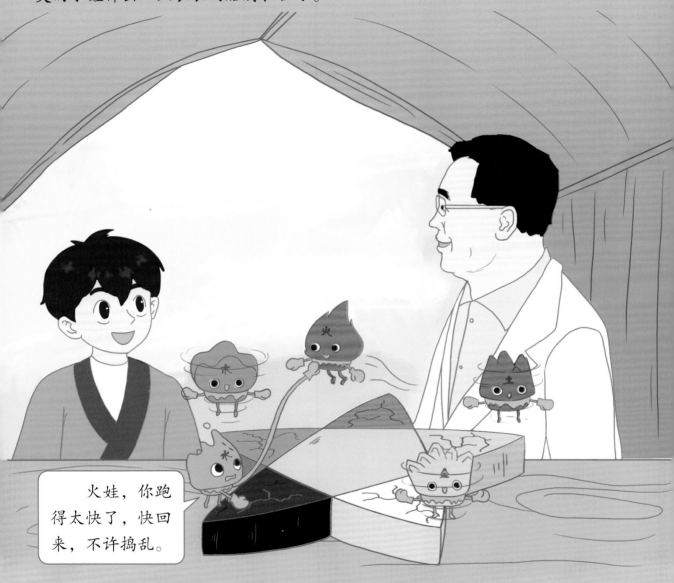

火娃，你跑得太快了，快回来，不许捣乱。

新　叶：五行小精灵还互相监督啊！

张爷爷：是啊！人体中的五行就像这五个小精灵一样，互相管理，相互制约，让每一行的元素都能平稳地正常运行。如果某一元素出现了异常，其他相关的可以对其进行制约，让其回到正常的运行轨道上。例如，人体里的火元素运行得太快了，水元素就要制约它，这就是我们所说的"水能克火"。

一位患者上火了，岐伯召唤水娃，帮助他为患者治病。

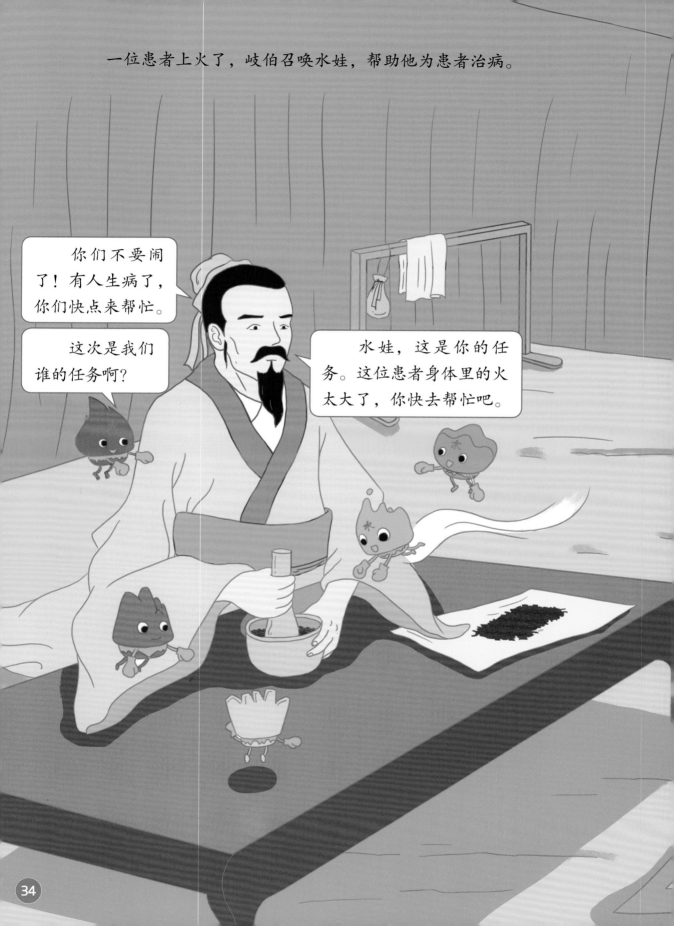

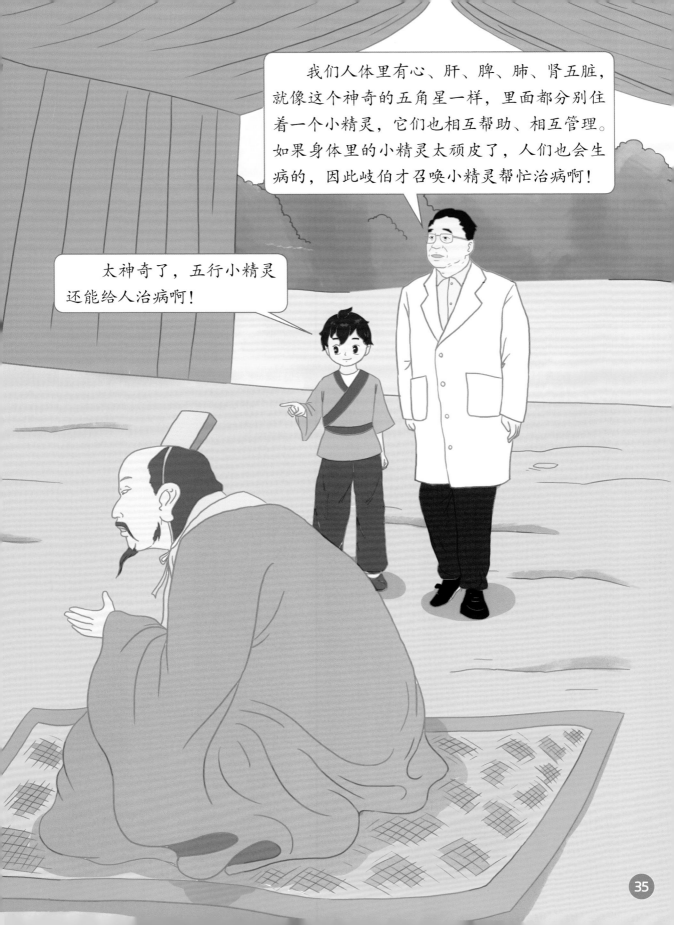

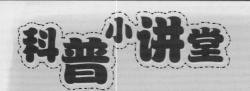

科普小讲堂

阴阳五行是中国古典哲学的核心。阴阳，指世界上一切事物中都具有的两种既互相对立又互相联系的力量。五行由"木、火、土、金、水"五种基本物质的运行和变化所构成，强调整体概念。

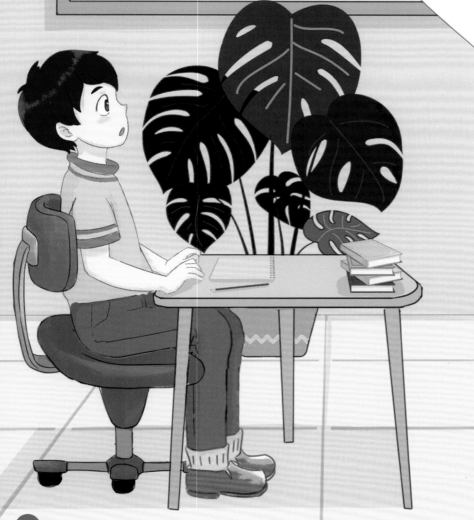

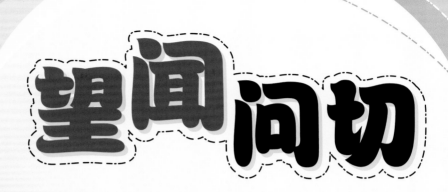

望闻问切

文/程海波 史文川 徐 征 姚 颖

图/赵义文 中科星河

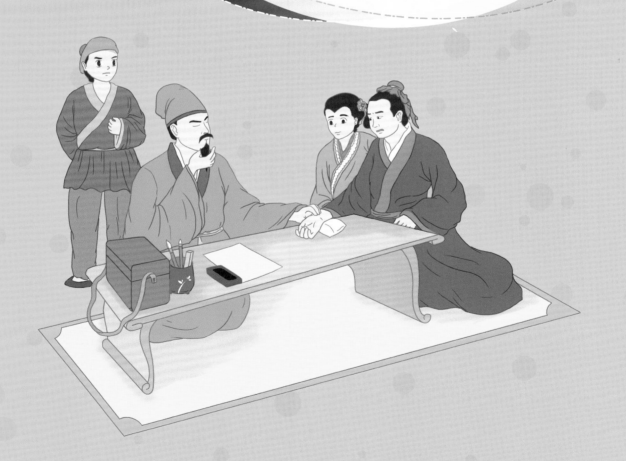

新叶和张爷爷乘坐时光机器来到了明代一户人家前面，大门的门匾上写着"张府"二字。

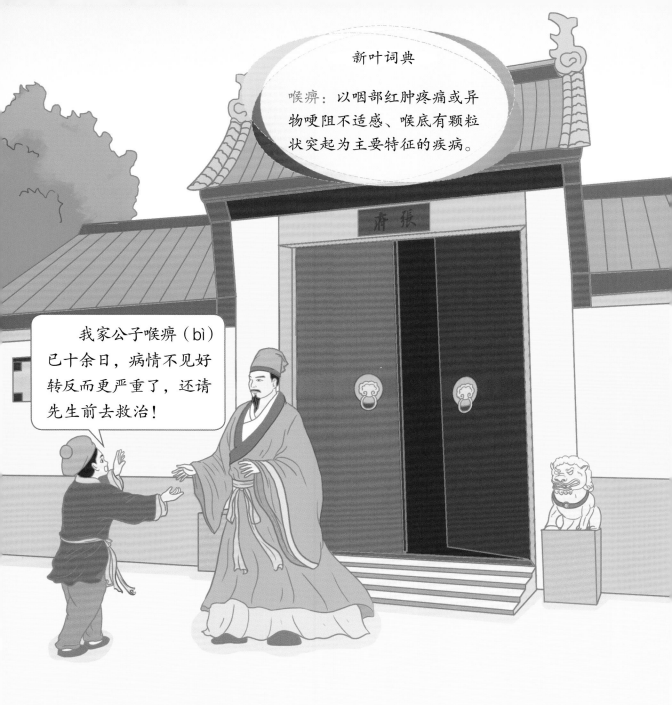

新叶词典

喉痹：以咽部红肿疼痛或异物哽阻不适感、喉底有颗粒状突起为主要特征的疾病。

我家公子喉痹（bì）已十余日，病情不见好转反而更严重了，还请先生前去救治！

新　叶：这是哪儿啊？这位老先生是谁？发生了什么事？

张爷爷：这里是明代杰出医学家张景岳的宅邸。他是温补学派的代表人物，因善用熟地黄，人称"张熟地"。这位书童这么着急，怕是有人得了急病，请景岳先生出诊呢。我们跟着一起去看看吧！

新　叶：好啊，我也想知道中医是如何诊治的。

新叶和张爷爷跟随张景岳，一起来到这位书生的家中，发现书生病得很重。

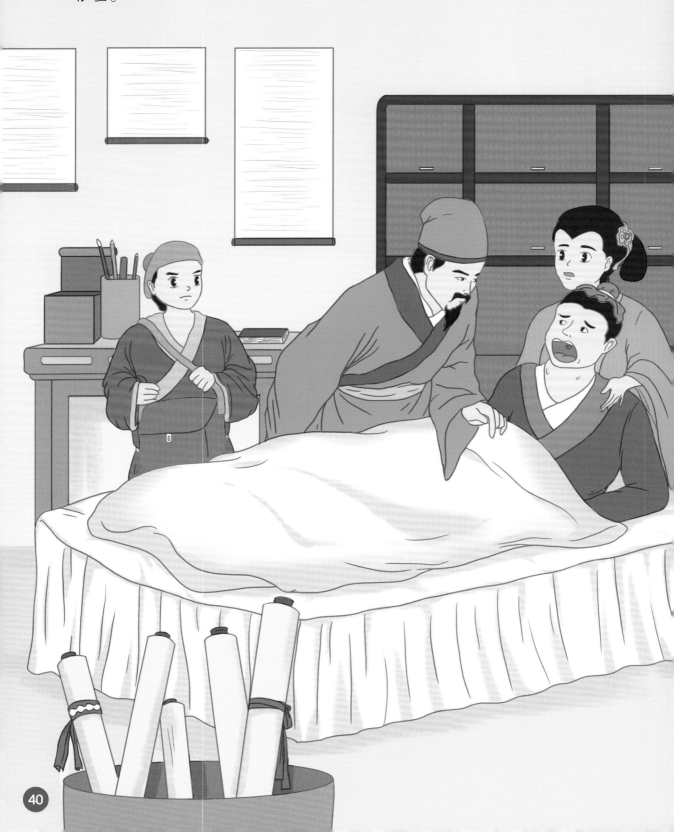

新　叶：这位书生是怎么了？在古代没有检查身体的仪器，景岳先生是如何给他诊断的呢？

张爷爷：此人患的是喉痹，景岳先生正在察看他的喉咙。这就是望诊，通过眼睛观察患者全身或局部的变化，来了解体内的变化。然后呢，还要听声音，你听这人喘气很急，声音也嘶哑了，这便是闻诊。但闻诊不仅是听声音，还包括闻气味。

新　叶：原来望诊和闻诊是可以同时进行的啊。

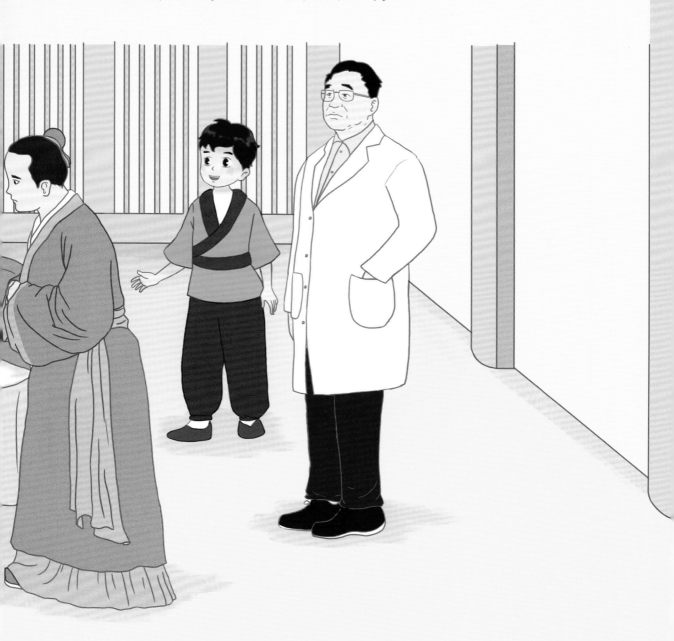

丫鬟与书童将书生扶至桌边坐好。张景岳从自己携带的药箱中取出一个小枕头，垫在书生的手腕之下，开始为他诊脉。

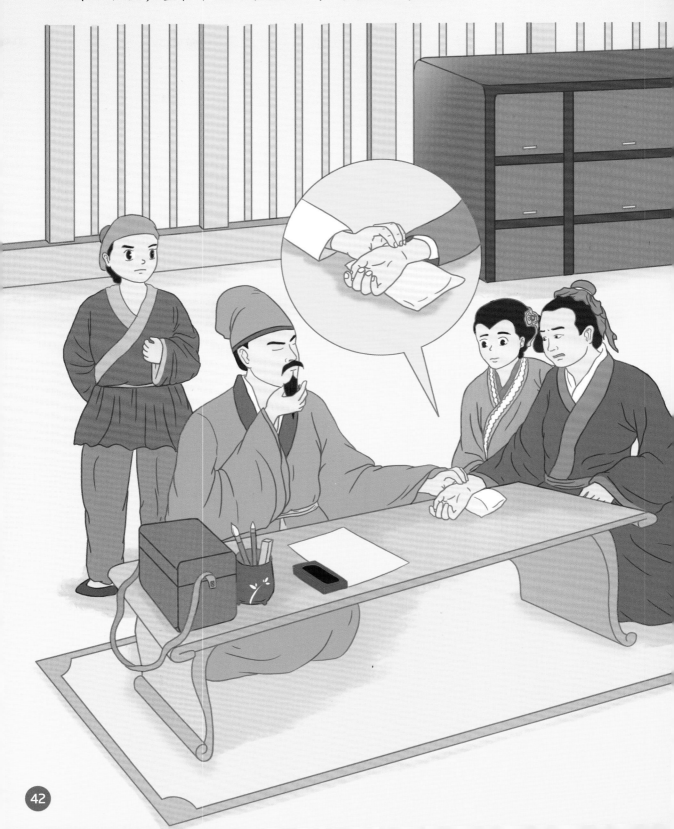

新　叶：真神奇，三根手指一搭就能诊断出体内的变化吗？

张爷爷：嘘！医生诊脉的时候，我们要尽量保持安静。医生会根据自己的一呼一吸，去测量患者脉搏跳动的次数。这是最常用的寸口诊脉法，就是切按手腕的桡动脉搏动处。

新　叶：那脉诊就是望闻问切中的切诊吗？

张爷爷：其实，切诊不仅仅包括脉诊。有时，医生需要去触摸按压患者身体的某些部位，我们称之为按诊，也属于切诊的范畴。比如，发热的时候通过触摸额头来感受热度。

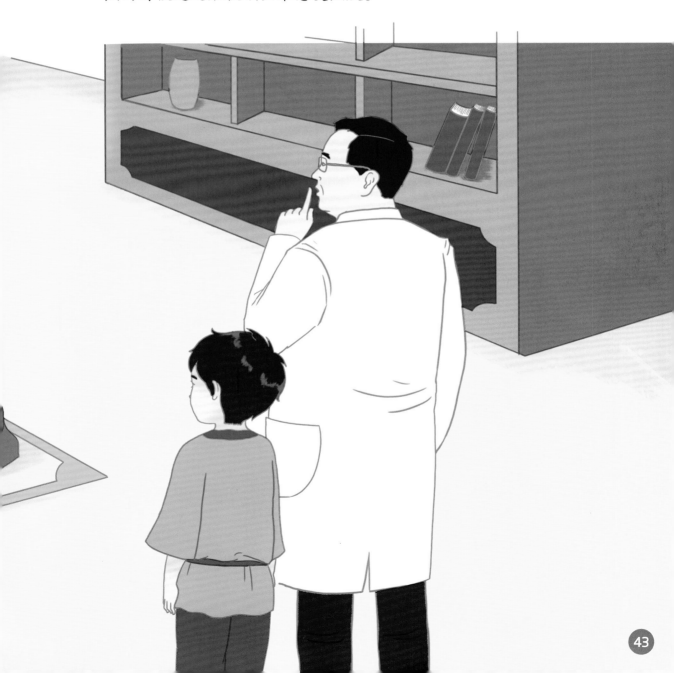

43

新　叶：为什么还要问服过哪些药呢？

张爷爷：这便是问诊。除了要问患者现在的症状，也要问疾病发生、发展、变化的过程，当然也要问治疗的过程。这些都有助于医生对疾病的诊断。

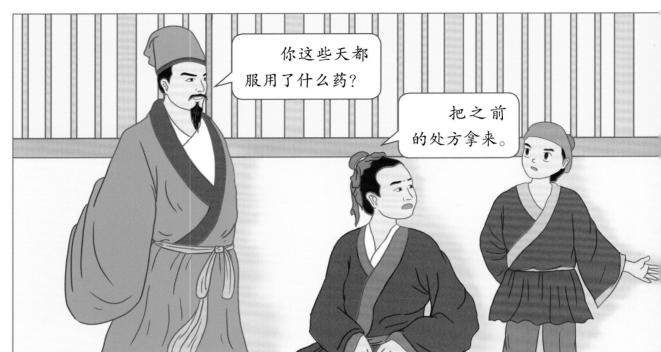

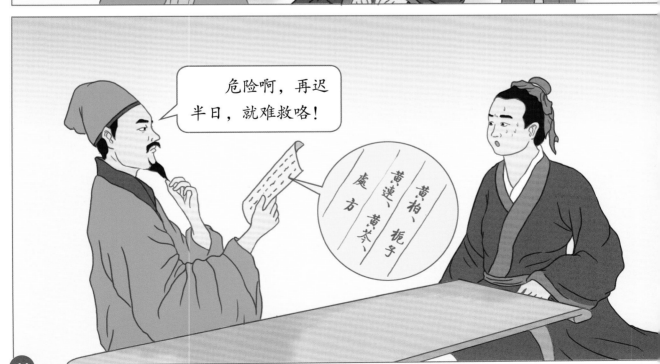

新　叶：原来中医就是通过望闻问切看病的啊！

张爷爷：对！中医认为，人是形神合一的有机整体。因此，诊病时，要注意整体审察，望闻问切四诊并重。诊断是治疗的前提，在诊断准确的基础上辨证施治，才能取得良好的效果。

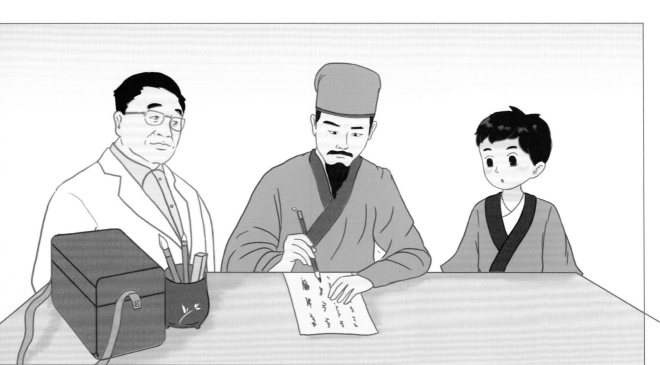

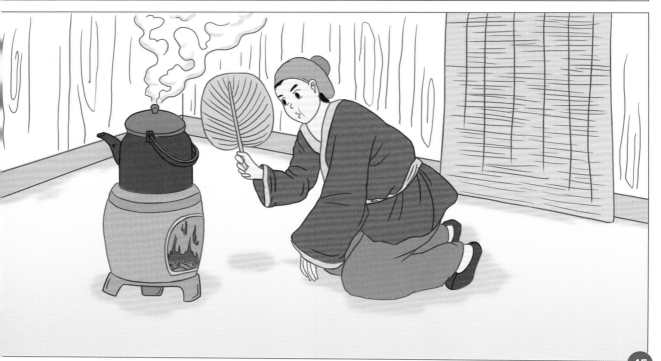

第二天，新叶和张爷爷又回到了张府门前。

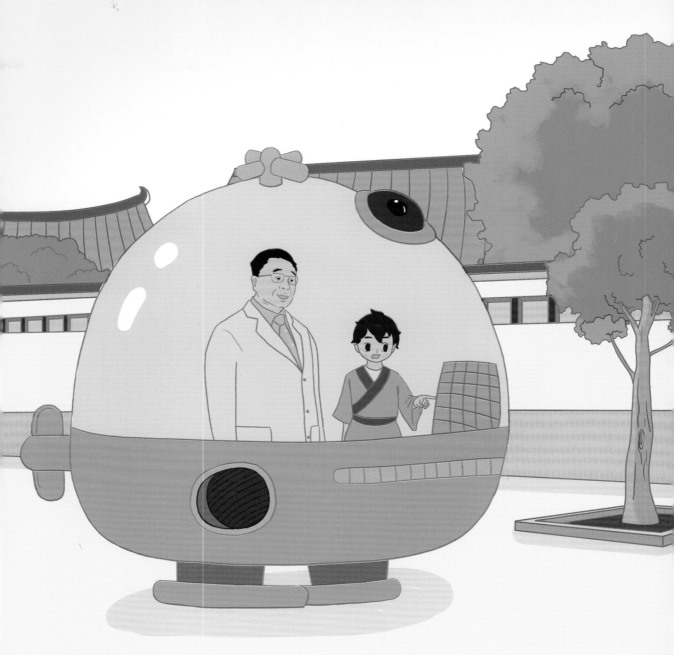

新　叶：这位书生是谁，怎么看起来有点眼熟？

张爷爷：这正是景岳先生昨日诊治的那位。他的喉痹已经被治好啦，脸肿
　　　　也都消退了，讲话声音洪亮，看起来精神也不错，简直就像换了
　　　　一个人。这说明景岳先生诊断用药十分准确，将他的病治好啦！

新　叶：通过望闻问切就能准确诊断疾病，中医真是博大精深啊！

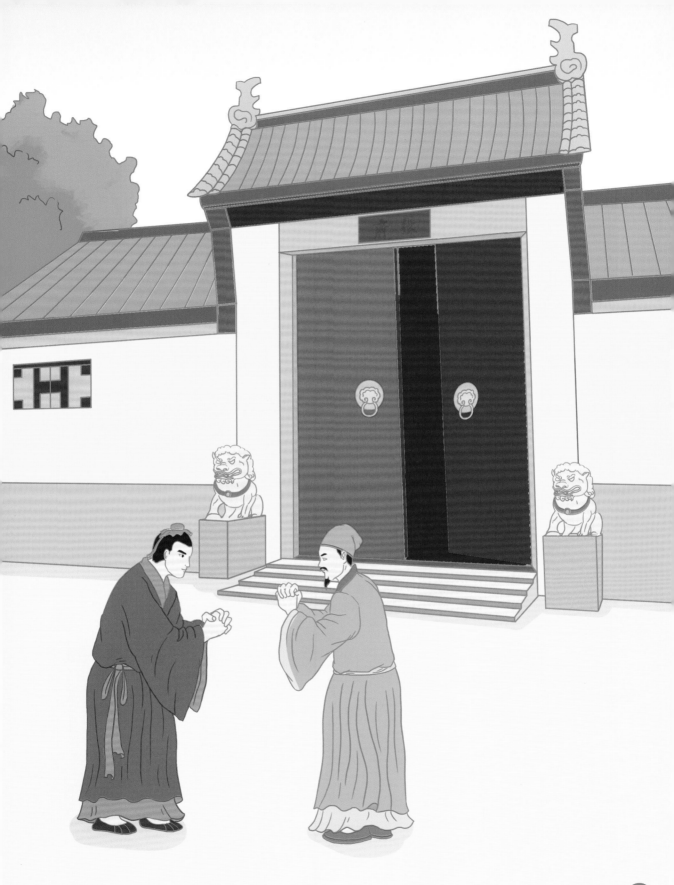

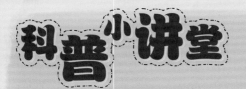

中医诊察病症的方法有望、闻、问、切四诊，调动了视、听、嗅、触等多种感官，更注重与患者的沟通交流。四诊各有其独特的方法与意义，不能互相取代，也难以截然分开。因此，临床必须四诊并用，综合收集病情资料。

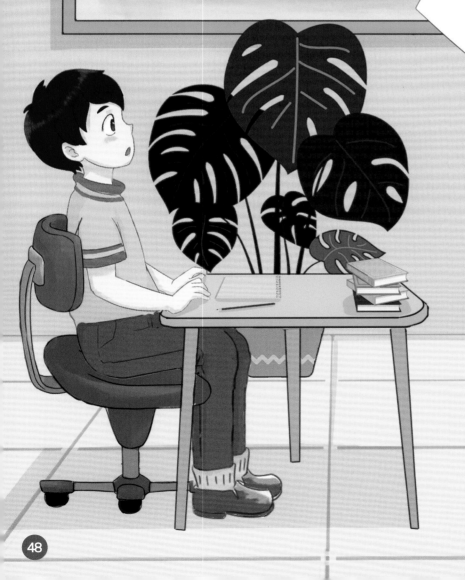

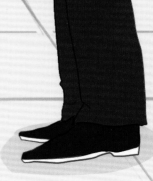

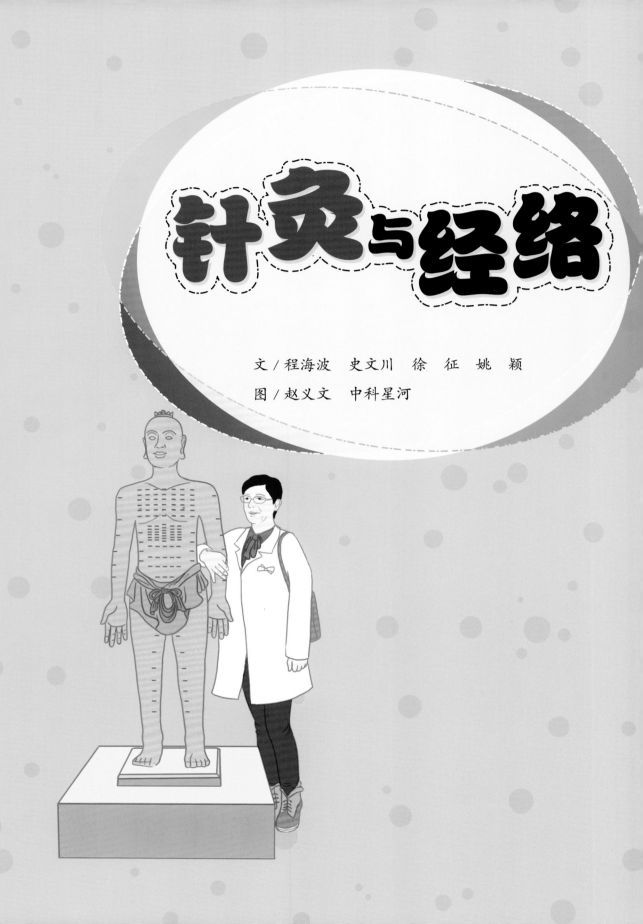

针灸与经络

文/程海波　史文川　徐　征　姚　颖

图/赵义文　中科星河

一天，新叶来到张爷爷的诊室，看到张爷爷正在接诊一位牙疼的奶奶。

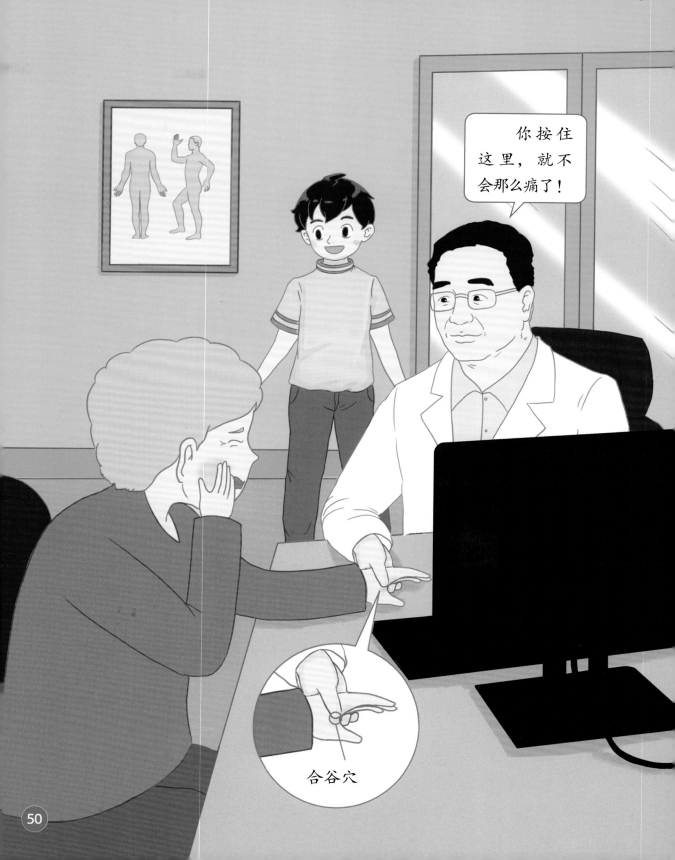

合谷穴

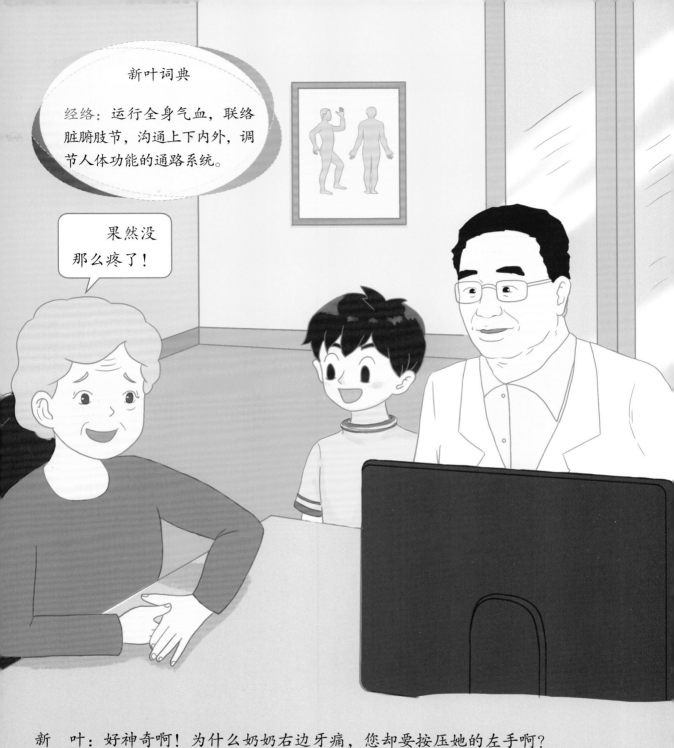

新叶词典

经络：运行全身气血，联络脏腑肢节，沟通上下内外，调节人体功能的通路系统。

果然没那么疼了！

新　叶：好神奇啊！为什么奶奶右边牙痛，您却要按压她的左手啊？

张爷爷：这种治法和经络在人体的循行路线有关，我按压的是合谷穴。它位于大肠经，左手的大肠经位于面部的右侧，所以奶奶右侧牙痛，就得掐按左手的合谷穴了。我们去古代看看，我给你介绍更多穴位的知识。

第二天，新叶和张爷爷乘坐时光机器回到了东汉末年，看到华佗正在给一位患者治病，一直不得其法。

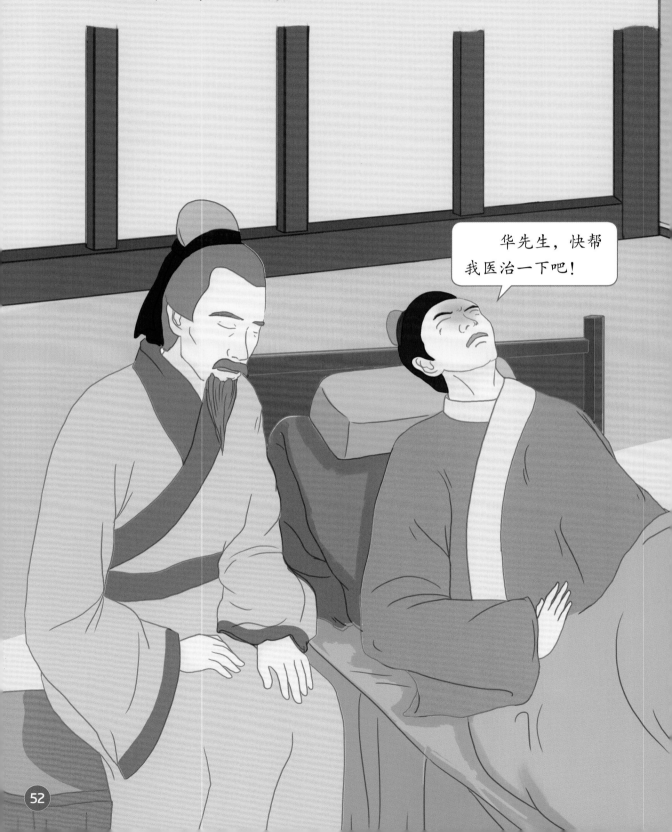

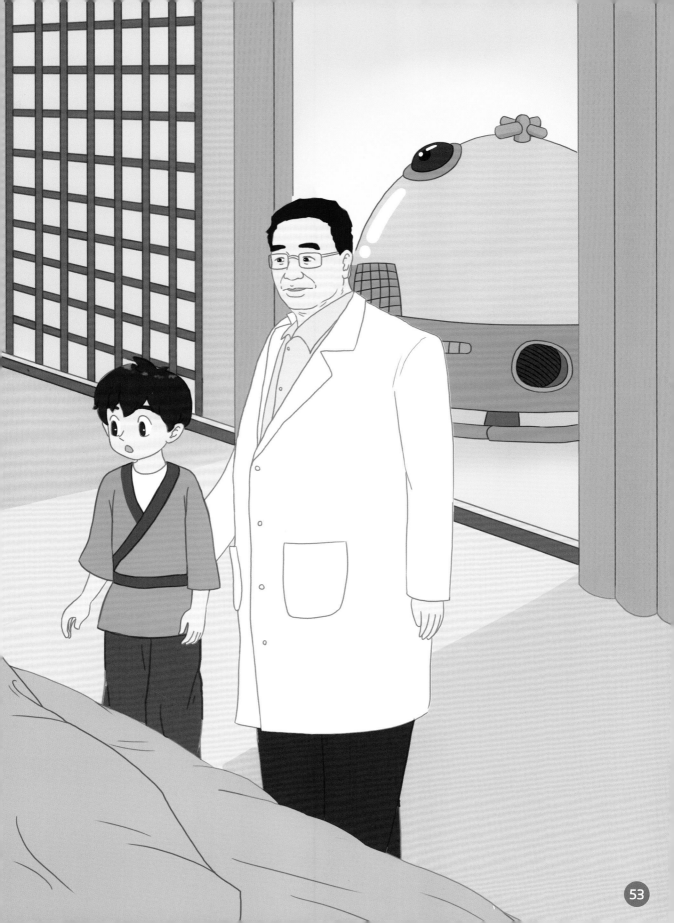

华佗无意中按到患者痛点，患者叫道："啊……是！"

新叶词典

腧（shù）穴：是人体脏腑经络之气转输或输注于体表的肌肉腠理和骨节交会的特定孔隙，是针灸治疗疾病的刺激点与反应点。

阿是穴：无固定名称，也无固定位置，以按压痛点或其他反应点作为施术部位的一类腧穴。

啊……是！

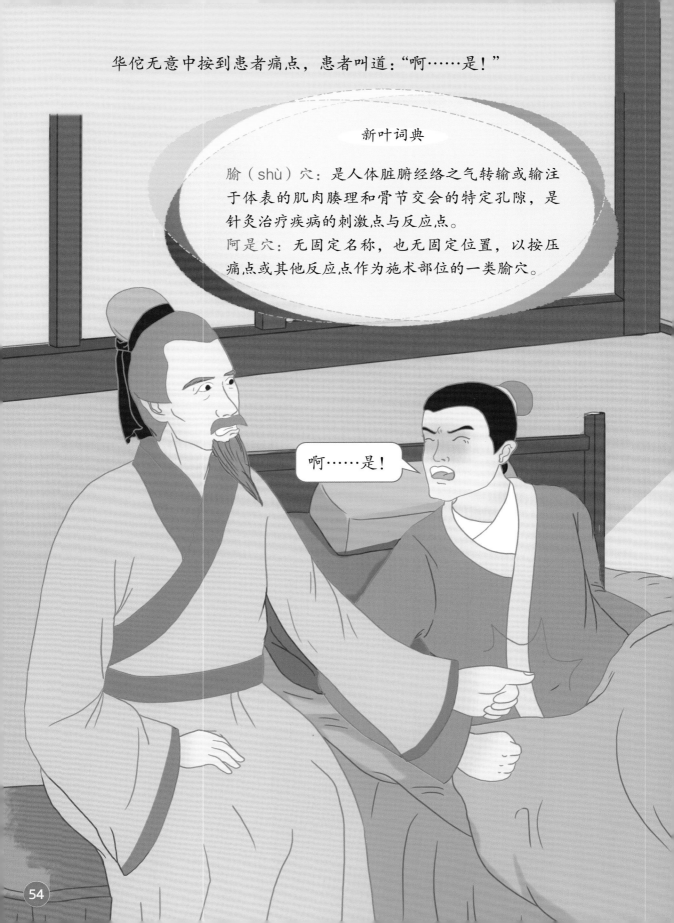

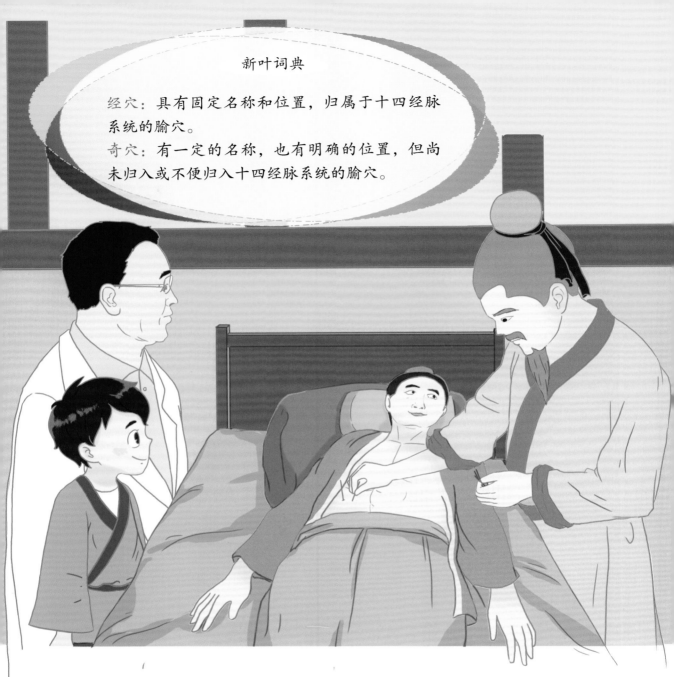

新叶词典

经穴：具有固定名称和位置，归属于十四经脉系统的腧穴。

奇穴：有一定的名称，也有明确的位置，但尚未归入或不便归入十四经脉系统的腧穴。

新　叶：华佗真是妙手回春呀！

张爷爷：这种穴位叫作"阿是穴"，在这儿加以针灸推拿治疗，可以缓解疼痛。

新　叶：是不是按到哪儿痛，哪儿就是穴位啊？

张爷爷：不是，人体的穴位很多，大体可分为经穴、奇穴、阿是穴三类。经穴和奇穴都有固定的位置和名字，阿是穴则没有。走，我带你去 2017 年的日内瓦看看！

新叶和张爷爷乘坐时光机器一起穿越到 2017 年 1 月的瑞士日内瓦，看到了国家主席习近平和时任世界卫生组织总干事的陈冯富珍共同出席中国向世界卫生组织赠送针灸铜人雕塑的仪式。这个针灸铜人立刻吸引了世界目光。

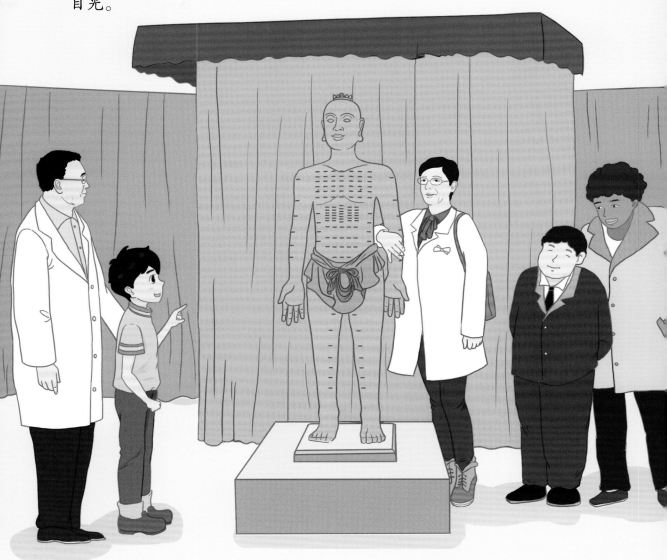

新　叶：张爷爷，这个铜人很受大家欢迎呀！

张爷爷：这是北宋针灸专家王惟一铸造的铜人模型，以立体人体模式来标
　　　　注经络和 354 个穴位。把针灸铜人作为国礼是对中医界莫大的鼓励。

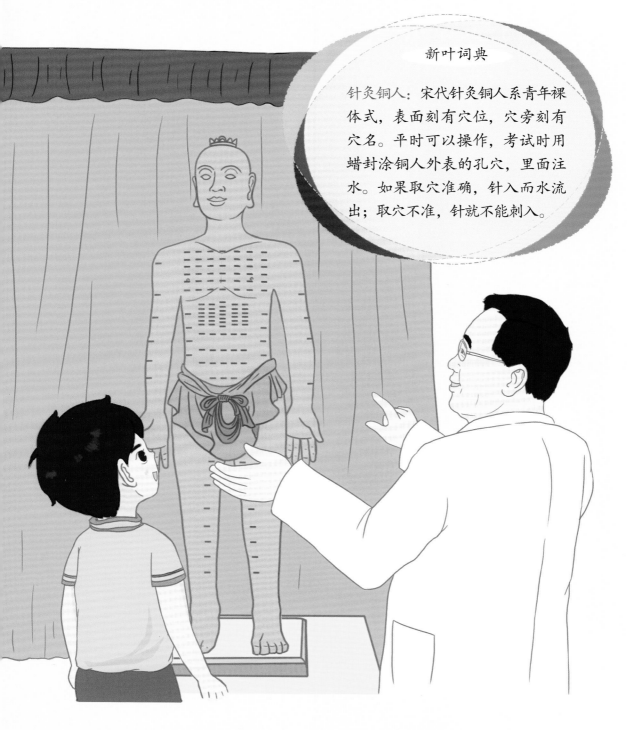

新　叶：这个铜人身上怎么有很多小洞，还有线连接啊？

张爷爷：这些小洞是经穴和奇穴，线就是经络了。经穴和奇穴的位置固定，对于医生们练习找准穴位非常重要。

新　叶：这可真是学习和实践的"神器"啊！古人的奇思妙想真让人佩服！

新叶看到针灸铜人之后，对针灸产生了浓厚的兴趣。于是，张爷爷又带着他来到医院的针灸科诊室继续了解学习。

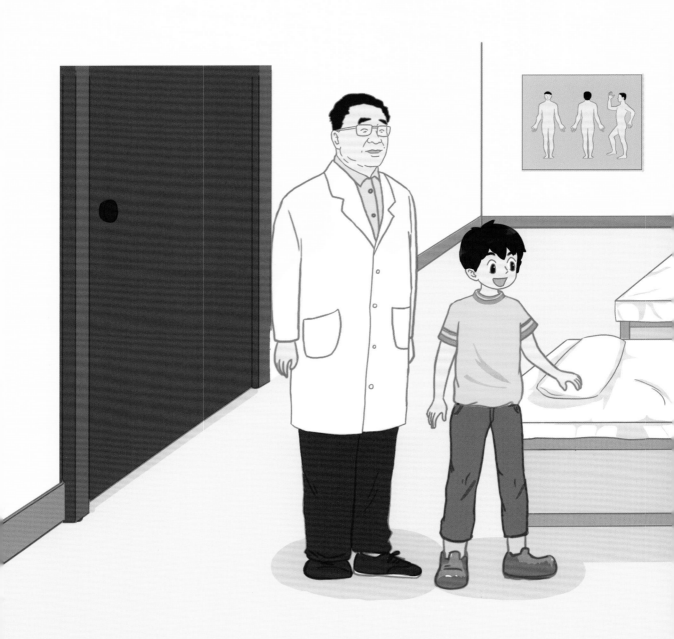

新　叶：这么多患者都在接受针灸治疗呀，那针灸是怎么治病的呢？
张爷爷：针灸利用针刺与艾灸刺激体表穴位，通过全身经络的传导，来调
　　　　整人体气血和脏腑的功能，从而达到扶正祛邪、治病保健的目的。

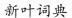

新叶词典

针法：是用针具刺入人体一定穴位，运用提插捻转
等手法，以调整人体经络气血的方法。
灸法：是以艾绒为主要材料，点燃后直接或间接熏
灼体表，以温通气血的方法。
针灸：是针法和灸法的总称。

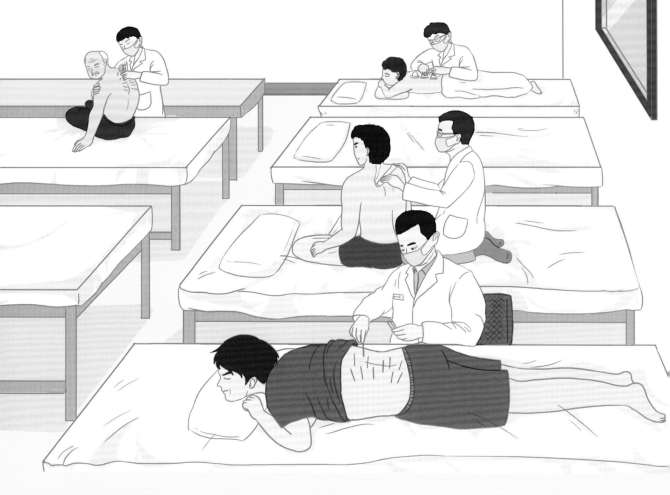

新　叶：针灸主要可以用来治疗哪些疾病呢？

张爷爷：针灸可以治疗 500 多种疾病，尤其对一些急症或疼痛，具有立竿
　　　　见影的效果；也可以用于慢性疾病的调理和康复治疗，如中风、
　　　　面瘫等，效果都相当好。

张爷爷带领新叶来到一个正在艾
灸的患者床边，一位医生正在给施灸。

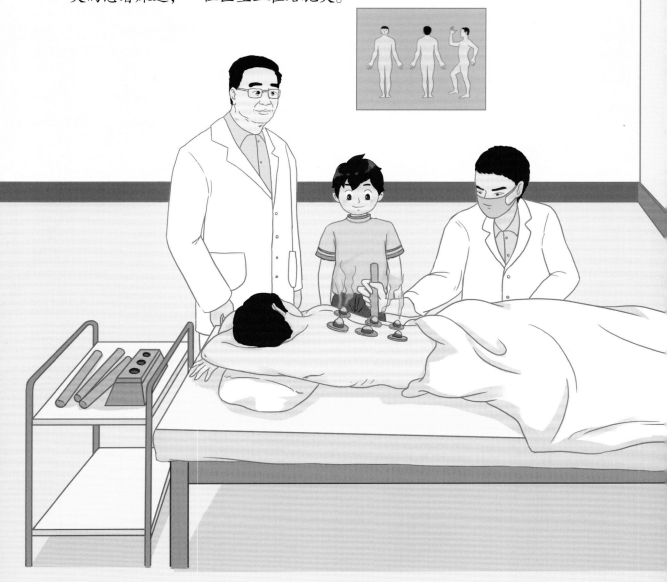

新　叶：我刚读过《诗经》"彼采艾兮，一日不见，如三岁兮"，采艾就是
　　　　用于艾灸吗?
张爷爷：是啊，艾灸操作很简单，可以补充阳气，调治疾病，延年益寿。
新　叶：看来中医治病的方法不仅是煎药草、喝药汤呀!
张爷爷：是的。中医的非药物疗法非常多，除了针灸，还有推拿、刮痧、
　　　　拔罐、功法等。这些方法被用在了现代人的日常保健中。

张爷爷带新叶坐上时光机器，来到 2016 年里约奥运会的游泳场馆，观看游泳比赛。

新叶词典

拔罐：古称角法，是以罐为工具，利用燃烧排除罐内空气，造成负压，使之吸附于腧穴或应拔部位的体表，产生刺激，使被拔部位的皮肤充血，以达到防治疾病的目的。

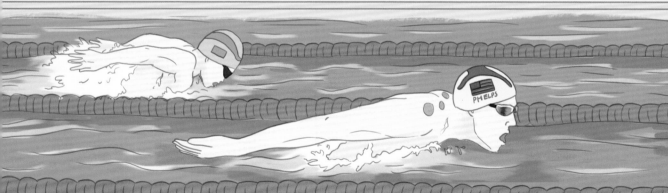

张爷爷：你看，菲尔普斯肩膀上还有一个个"中国印"呢。

新　叶：这是拔罐留下的印记吧？看来全世界人民都感受到了中医的独特魅力啦！

张爷爷：世界对中医越来越认同，传承、应用、发展传统医学的重任就在你们肩上了。

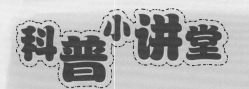

科普小讲堂

　　针灸、拔罐等中医外治法以脏腑经络学说为理论基础，历史悠久，作用迅速，具有简、便、廉、验的特点，尤其对"不肯服药之人、不能服药之症"，更能显示出独特疗效，故有"良丁（高明的医生）不废外治"之说。

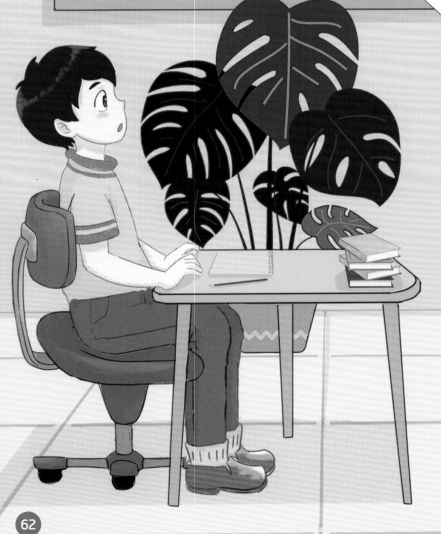

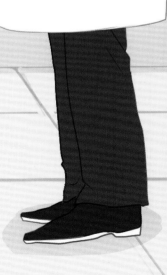